本书得到国家社科基金青年项目（项目编号：10CSH032）和中国博士后特别资助基金（项目编号：201003381）的资助

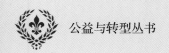
公益与转型丛书

生命的延续：

器官移植的全球语境与地方实践

余成普◇著

中国社会科学出版社

图书在版编目(CIP)数据

生命的延续：器官移植的全球语境与地方实践/余成普著. —北京：
中国社会科学出版社，2017.8
（公益与转型丛书）
ISBN 978 - 7 - 5203 - 0904 - 2

Ⅰ.①生…　Ⅱ.①余…　Ⅲ.①器官移植—研究　Ⅳ.①R617

中国版本图书馆 CIP 数据核字（2017）第 221604 号

出 版 人	赵剑英	
责任编辑	田　文	
特约编辑	李钊祥	
责任校对	张爱华	
责任印制	王　超	

出　　版	中国社会科学出版社	
社　　址	北京鼓楼西大街甲 158 号	
邮　　编	100720	
网　　址	http://www.csspw.cn	
发 行 部	010 - 84083685	
门 市 部	010 - 84029450	
经　　销	新华书店及其他书店	

印　　刷	北京君升印刷有限公司	
装　　订	廊坊市广阳区广增装订厂	
版　　次	2017 年 8 月第 1 版	
印　　次	2017 年 8 月第 1 次印刷	

开　　本	710 × 1000　1/16	
印　　张	14.5	
字　　数	219 千字	
定　　价	59.00 元	

总　序

公益转型推动社会转型

朱健刚

在经历了 30 多年经济体制转型以后，中国进入了社会体制转型的关键时期。在这个时期，一方面，社会结构急需改革，以适应市场经济的发展；另一方面，社会矛盾凸显，社会问题层出不穷，这个时候也急需政府和公民之间能够良性互动，防止矛盾的暴力化倾向，形成理性的公民秩序。

正是在这个关键时期，公民公益成为社会转型的重要动力。未来之中国能否超越传统的革命与改良二元论，以社会力量促使体制变革，从而能够既化解暴力冲突，又实现社会转型？这是我们研究和关注的重要命题。为此，我们诚邀一批行动导向的学者，共同编辑"公益与转型"学术丛书，我们的作者从理论思考和社会实践切入，共同观察当前的公益转型如何促成社会转型，又共同研究社会建设理念如何推动治理变革。在转型时代共同见证和推动国家的善治。

所谓公益转型，也是传统慈善到现代公益的转型。其中从计划慈善体制缝隙中顽强生长出的民间公益最值得关注。在过去的 30 年间，中国的慈善体制长期处于计划体制的阴影中，大部分慈善行为仍然是政府主导，指令摊派，而且慈善行为也常常被过度政治化，这种计划慈善和市场经济已经格格不入，市场经济的发展必然呼吁国家在保障社会救济和社会福利的同时，要让慈善事业回归民间，激发民间慈善的活力，也应该由此改革相对应的社会治理体制。

市场经济推动了普通人更多的身份平等，这也使得公益慈善事业不仅仅是富人的专利，而是成为人人都能参与的全民公益。这种全民公益的实质就是公民公益，它强调普通的公民通过志愿行动来实现公共利益或者公共价值。这种行为方式与市场行为和政府行为的不同是：首先，它是志愿的，而非被迫的，它是普通人自愿地不计报酬地实现自助、互助和他助；其次，它是公共的，而非个人的，作为公共行为，公民公益或者追求公共利益，或者展现公共价值；最后，它是公民性的，这种公民性体现在它试图超越以往国家主义的计划慈善和纯粹个人性的施舍行为，强调公益慈善是人与人之间的互惠关系，是一种情感和价值的礼物交换。除此之外，公民公益还寻求共识，强调以政府、市场和社会合作的方式来解决社会问题，化解社会矛盾。

公民公益对于社会转型有着重要的意义：第一，公民公益可以给普通公民参与公共生活提供一条柔性理性的管道。公民公益是普通人个体面对日常生活中遇到的社会问题和困难而志愿地去寻求方法加以解决的过程。这就使得作为日常生活之地的社区成为公民重要的参与空间。也只有社区的公共生活活跃起来，整个社会才能充满活力。公民公益的重要作用在于激活基层社区，为整个社会治理的多元共治积累社会资本，同时直接带动社区治理的民主参与。

第二，公民公益还可以培育社会组织，推动社会组织的成长。社会体制建设最重要的工作之一就是社会本身有能力自我组织，自我解决社会问题。当前社会组织中最能够迅速成长的就是各类公益慈善组织。人们在社区自愿参与的基础上，为了解决社会问题，很容易跨越社区，逐渐使自己的志愿行为制度化和规范化，这就形成各类专业性的公益组织。这些一线公益组织并不需要行政动员或者政府资源，就可以自我发展，还会逐渐形成整个公益组织的生态价值链条。包括直接服务的民间公益组织和提供资金资助的基金会，也包括国际机构、企业 CSR 和政府的购买服务部门，这些社会组织之间的互动与创新逐渐会形成社会组织的一个自我循环的公益生态。

第三，公民公益还可以直接影响社会政策过程，直接推动社会治理机制的改革。和传统慈善单纯的救助不同，公民公益还强调助人自助，也强调整个社会政策的完善。社会政策直接面对老百姓的民生和发展问题，其政策过程并非由政府单方面促成，而往往是利益相关方通过公益倡导等方式来影响相关法规和社会政策的创新，促进受助群体权益的保障。因此，公民公益也包含公益倡导的内容，通过公益人或公益组织对政府的表达、要求、沟通和对话，使得政府能够调整政策，改善制度，以满足民生和社会发展需要，从而实现社会的善治。

第四，公民公益对社会体制改革最长远的推动是它能不断培育出积极公民。社会体制改革虽然关注制度的改革，但好的制度也需要好的公民来推动和实施，制度才能真正成为可以落实的制度。积极公民是指那些敢于积极担当社会责任的公民，从汶川到芦山，我们都能看到在公益慈善的行动中涌现出来的积极公民。我们今天谈到很多的社会创新家，很多就拥有积极公民的精神。他们最重要的特征是可以以公民价值观为核心，进行资源整合和动员，推动各类公益慈善的行动。公民公益需要通过激活以往的中华公益慈善传统，需要改革当前的教育、传播和知识生产机制，通过这种改革，使得更多的积极公民从公益慈善事业中涌现出来。

社区参与、社会组织、改善治理和培育公民构成了公民公益推动社会转型的四种途径，希望这套丛书能够丰富和拓展各方面的研究。我们相信，社会转型不仅需要自上而下的推动，更需要自下而上的普通人的努力，虽然人们常说，有什么样的国家就有什么样的公民，但从另一面看，有什么样的公民，也将决定我们有什么样的国家。未来中国的转型正蕴藏于每个参与公益的普通人的转变之中。

目　　录

第 一 章

绪 论

选题与田野进入

在我着手准备有关血液捐赠的博士学位论文时（2006—2009），器官移植和器官捐赠已经进入我的视野。那时候，我阅读的文献，血液捐赠和器官捐赠往往相伴在一起，很多学者也是在对它们的比较中提出研究问题（Prottas, 1983, 1989; Steiner, 2003; Healy, 2000, 2001, 2004, 2006; etc.）。但学者们讨论的重心有所不同，在血液捐赠方面多是侧重其组织动员，而对器官捐赠，则是从人类学角度讨论生与死、身体的部分与整体、自我与他者、礼物与商品、自然与文化之间复杂的关系。我借用蒂特马斯（Titmuss, 1970）的生命礼物（the gift of life）概念，加入了组织社会学的视角，完成了有关中国血液捐赠内在运作机制的博士论文（余成普，2009）。

2009 年 7 月，我进入中山大学人类学系工作。这似乎已经预示，器官移植和捐赠将成为我未来几年的可能选题。继续查阅文献，进一步肯定了我的设想。在中文数据库里输入"器官移植""器官捐赠"作为关键词，除了纯医学的研究外，还有大量法学、伦理学的文献。这些作者从法律条文、伦理规则等讨论了捐赠的知情同意、死刑犯的人权、器官买卖的刑法等问题（唐媛，2008；张永平等，2002；宋儒亮，2008；等等），少有基于实证的调查分析。已搜索到的十余篇国内实证文献中，问卷设计甚为简单，分析也显得苍白无力，且不同调查的结论冲突明显。接着我用"organ transplantation""organ transplant""organ donation"等关键词在外文数据库搜索，浩如烟海的文献让我没法一一细读。我不得不加了一个学科关键词"anthropology"。

原来不仅社会学家和社会政策学家在研究血液捐赠时提及器官捐赠，许多人类学者已经通过民族志的方法深入地探讨了这个新兴的医疗现象，医学人类学的专业期刊甚至还开辟专栏讨论这个话题。无论是与我既有研究的衔接，还是从大量可供对话的专业文献角度，以及器官捐赠本身经常占据媒体头条的公共性来说，器官移植和捐赠的人类学研究，无疑激起了我的兴趣。

我后来才明白，真正的难点不在文献的储备，而在调查的进入。如果没有移植医院和科室的许可，外来人很难接触到相关人群（移植医生、移植病人、捐赠者、家属等）。而让关键守门人同意调查的进入，去弄清移植领域的玄机，可能会触及那早已敏感的神经：坊间一直关注的器官来源和器官分配问题。一些有经验的师友也不无关心地问我："你打算怎么去调查？"

恰巧有一个学生对器官移植有兴趣，想去做点探索性研究。她母亲是一家医院的护士长，而这家医院具有从事肾脏移植的资质。① 她信心满满地告诉我，田野进入对她不是问题。那就让她去闯一闯吧。结果是，没过几天，她打电话对我抱怨说，她已经被医院礼貌地请出了大门。理由是，她问的东西太细，喜欢刨根问底。这自然让某些人紧张起来。

这位具有"强关系"的学生的进入失败，让我也产生了挫败感。但给我的启示是，必须寻找一个"平淡"的话题打开调查的大门。我查找到 G 市②具有器官移植资质的医院，然后通过所在医院的网页，逐一查阅各位移植专家的信息。幸运的是，有 18 位专家"仁慈地"留下了他们的联系方式。当然，仅限于电子信箱。就这样，我给他们逐一发了邮件，介绍了我的想法，希望得到他们的帮助。我当然不会说关注的是"器官何来"的问题——对于一个尚未开展的主题而

---

① 根据《人体器官移植条例》（2007）等相关法律法规的规定，医疗机构开展器官移植手术必须具备一定的条件，才能取得卫生部颁发的移植资质证书。省级以上人民政府卫生主管部门应当定期组织专家根据器官移植手术成功率、植入的人体器官和术后患者的长期存活率等指标，对医疗机构的器官移植临床应用能力进行评估，从而决定是否保留其移植资质。2013 年 8 月，国家卫生计生委公布全国具有器官移植资质的医疗机构共 165 家。
② 考虑到学术伦理，全书调查地点和对象做了化名处理。

言，我研究的问题是宽泛的，也可以说是模糊的。我当时设计了一个较少有争议的话题：器官移植病人的生活质量研究。

我几乎没抱多大希望，这些繁忙的医生能给我回信。意外的是，一周左右的时间，已经有 5 位移植专家给了我回复。其中 4 位可能看在我是中山大学老师的份上，礼仪性地回复我，肯定了我的研究意义，仅此而已。只有 S 医院的 Y 医生留下了他的电话，还约我面谈。这样，2010 年 9 月 9 日，我提前到达了 S 医院，先在医院的周边和内部转了转，也像在村庄做调查一样，粗略地画了医院的布局图。10点钟，在 S 医院肝病大楼 5 楼的办公室里，我按约定的时间见到了 Y 医生，谨慎地呈上了我的研究计划和访谈提纲。或许是太急于调查的进入许可，我竟然还有些紧张。没等我陈述完毕，Y 医生打断我，问我是哪里人。我先说了省籍，但他似乎一定要追问到我出生的小地方。我说完后，他略带惊讶地说："我们是老乡，我老家就在你们县附近。"就这样，我的第一个移植访谈，在遥远的 G 市，居然是用家乡话完成的。

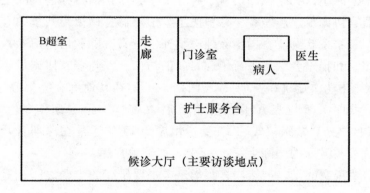

图 1-1 调查地点的平面图

在都市陌生人的社会里，乡缘让人倍感亲切，自然也成了问题化解的关键。我的调查点最终确定在 S 医院。这家医院始建于 20 世纪70 年代早期，是一所三级甲等综合性医院。2003 年，医院成立了肝脏移植中心，该中心同时为省器官移植中心的依托单位，肝脏移植学科被列为省"十五"医学重点学科，也是该院的龙头学科。从它那宏伟气派的"肝病大楼"即可略见一斑。肝病大楼建于 2005 年，共 16 层，其中有 4 层楼与器官移植相关，包括 3 楼的移植门诊，4 楼的移植重症监护室（ICU），5 楼和 6 楼的移植手术室与普通病房。

从 2010 年 9 月至 2011 年 1 月，隔三岔五①，在 S 医院的肝脏门诊科室和护士服务台，我访谈了值班医生和护士，观察了医患之间的互动。待移植病人（或家属）知情同意后（见附录的知情同意书），我将其带入较为安静的候诊大厅的一个角落②（见图 1-1），开展了我的访谈。其间共访谈了 32 位肝移植病人（家属）、4 位移植医生和 2 位护士。

对移植病人和医生的调查，已经让器官捐赠以及更具有挑战性的器官买卖问题突显出来。很可惜，S 医院因为一些原因，被暂停移植手术一年，这让我的计划难以为继。2012 年春节，G 市 J 医院（中国首家成立器官获取组织的医院）的 L 医生和我联系，邀请我作为器官捐赠的人文学者加入他们正在搭建的器官捐赠研究团队。一年多来，在这个团队里，我结识和访谈了省红十字会器官捐赠办公室的工作人员、器官协调员、志愿者、移植医生、国家器官移植与共享中心工作人员。观察了 6 例器官捐赠除纯医学外（器官摘除和移植手术）的其他程序，和捐赠者家属进行了面对面的访谈。在与器官协调员、志愿者和移植医生的接触过程中，还间接地了解到其他的一些捐赠案例。其间，我两次参与观察了在清明节后由省红十字会组织的"遗体（器官）捐赠者公祭仪式"，并受邀出席 2013 年 5 月在深圳召开的有关器官捐赠方面的国际会议。

需要说明的是，虽然器官买卖是本书要研究的主题之一，但鉴于

---

① 在 S 医院，每周一、三、五上午是抽血化验的时间，所以大部分移植病人会选择在这个时间来复查和开药。因而，我的调查主要也是在这个时间完成的。

② 对于调查地点的选择很重要，尤其是对移植病人的调查。我的调查是将移植病人从门诊室请出到候诊大厅完成的。这样一来可以避免打扰医生的正常工作；二来有利于被访者在无人打扰的环境下陈述。我的一个学生在同一家医院做移植者调查，每次访谈都很简短（被访者多以"是""好""没问题"等只言片语回答问题）。后来才发现，原来这个学生是在诊室让被访者面对医生、护士以及其他移植病人的情况下完成访谈的，这自然影响到调查的效果。

人体器官买卖已列入刑法规制中，并且有资料显示，它与黑恶势力经常关联在一起。我还没有找到合适的途径进入这个地下交易平台。后文讨论器官买卖的资料，更多的是参考已经发表出来的报道和文献。这一部分，称为"内容分析"或文献研究可能更为合适，它将为后续的研究提供必要的理论参考。

移植领域的三大困境

尽管在古代中国就有扁鹊为病人互换心脏的传说，古代欧洲也有类似的记载，但这些只是对器官移植①的幻想，并未真正付诸实践。直到 18 世纪才出现有器官移植的动物实验，但由于当时对免疫排异反应②等医学知识一无所知，导致移植物存活时间很短。1936 年苏联科学家沃罗诺伊（Voronov）开展的肾移植，尽管没有成功，却开启了人类历史上对人体进行器官移植的临床先河。1954 年，美国医生默瑞（Joseph E. Murray）实施的同卵双生兄弟间的肾移植是移植史上首次获得长期有功能存活的案例（夏穗生等，2009：6—7；刘勇等，2001：57；李书隽，2001：2—4）。随着血管吻合技术、移植物保存技术以及免疫抑制药物的发明和应用，尤其是 20 世纪 80 年代初环孢素的临床使用，器官移植才真正稳定发展起来。

从技术和伦理角度考虑，目前除了全脑没有移植外，人体的其他器官几乎都有移植的案例，尤以肝脏移植、肾脏移植、心脏移植、胰腺移植等为常见。截至 2011 年底，全球完成的器官移植共有1276048 例，其中肾移植 888468 例，肝移植 216943 例，心脏移植94531 例，胰肾联合移植 30222 例，胰腺移植累计 9417 例，肺移植

---

① 按照中国《人体器官移植条例》（2007）的定义，所谓器官移植，是指摘取人体器官捐献人具有特定功能的心脏、肺脏、肝脏、肾脏或者胰腺等器官的全部或者部分，将其植入接受人身体以代替其病损器官的过程。人体细胞和角膜、骨髓等人体组织移植以及目前处于试验阶段的动物器官用于人体的移植不在本书讨论范围之内。

② 人体存在的免疫能力可以对其进入体内的外来器官加以识别、控制、摧毁和消灭，导致移植物损坏，这个过程在医学临床上称为免疫排异（斥）反应。免疫抑制药物旨在降低移植者的自身免疫力，以使得新器官与患者"和平相处"。

累计 35368 例，小肠移植累计 1099 例（王祥慧，2012）。据中国肝移植注册网①统计，从 1980 年 1 月 1 日至 2013 年 11 月 13 日，中国肝移植登记例数为 25523 例。中国不仅在此项技术上达到国际先进水平，而且在移植数量上成为仅次于美国的第二大国家（黄洁夫，2008：3；张元芳等，2004：791）。

在医学界，器官移植已被称为是 20 世纪医学领域伟大的成就之一，也被誉为 21 世纪的"医学之巅"，拯救了数以万计垂危病人的生命。但正如卡赛尔（Cassell，1993：33）警示我们的，我们不应该"惊叹"这项医学技术而遮蔽了我们觉察这项技术所带来的道德难题以及其他社会和文化困境的能力。器官移植所带来的问题似乎比它所意欲解决的问题还要多。

首先，这项医学技术的根本目的是延续他人的生命，但移植后病人的生活质量如何是一个需要考虑的问题。移植的医学著作表明，器官移植病人"身体、心理和精神状态均处于正常，成为一个正常的健康人"、"身体健康，身心和社会、家庭生活处于正常状态"、"得到治愈"（夏穗生等，2009：7，11—12）。但尚缺乏实证的数据来证明这些可喜的医学宣称。当全球化的医疗技术降临到中国人的身体上时，会引起怎么样的身体体验和社会后果？后文的分析将表明，移植所秉持的身体"机械观"与身体的整体性之冲突，成为移植面临的一大困境。

其次，器官短缺俨然成为一个全球性问题，中国尤甚。据中国卫生计生委统计，中国每年约有 30 万人需要器官移植，但只有约 1 万人能够完成移植。② 相比之下，美国器官移植的等待者和器官捐献者之间的比例为 5∶1③，英国为 3∶1。与之相关的器官捐赠率，我国内地仅为 0.03／100 万，与全球器官捐献率最高的西班牙（34／100 万）相比，相差 1000 倍，与美国（27/100 万）、英国（13/100 万）、法国（25/100 万）、德国（16/100 万），乃至与我国台湾地区（4／100

---

① 中国肝移植注册网：https：//www.cltr.org/。
② 参见新华网 http：//news.xinhuanet.com/yzyd/health/20130226/c_ 114807012.htm，2013－06－15。
③ 美国器官共享网有大量关于移植和捐赠的数据，详见 www.unos.org。

万）、香港地区（7—8／100 万）相比，都差距甚远（黄焱等，2011；张雅音等，2010）。关于器官捐赠，有几个理性假定：人死后，器官如果不捐赠的话，也会浪费，每个公民都应该为移植事业做出贡献；器官就是人体的一个零件，没有象征和情感意义；当获取器官时，家属应该暂停他们的悼念活动；脑死亡应该成为最直接的科学的判断死亡的方法（Lock et al.，2010：235—236）。但这些假定在实践中的状态又是如何？中国如此的器官捐赠率，背后是组织管理问题还是文化理念问题，抑或是其他？

与器官短缺紧密联系的另一个话题是器官交易和买卖问题。这既包括早些年盛行中国的"移植旅游"（Transplant Tourism）——跨国移植的形象说法，即指病人违背他国的法律法规，在他国通过器官买卖或其他形式获得器官完成移植的行为（Shimazono，2007：956），也包括当前充斥于黑市的器官买卖与交易。器官移植，这项高端的医学技术，似乎在拯救一部分人（富人）的同时，也在摧残着另一部分人（穷人）的健康，乃至生命。我们关注的是，人体器官交易的网络过程，以及它所带来的社会文化后果。

这三个相互关联的问题成为当前中国器官移植的主要困境，也是本书的核心关注点。我的研究意欲通过揭示移植病人、器官捐赠、器官买卖的文化敏感性来探讨全球化的移植技术在中国引起的社会文化反应。对这些问题的回答，正如下文要探讨的，不仅对身体理论有所升华，同时也有利于揭示移植困境的背后根源，寻找可能的出路（见图 1－2）。

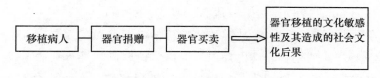

图 1－2 三大主题和基本关怀

本章作为绪论，我将首先分析器官移植技术之所以付诸实践的认识论，或者是哲学基础，这成为器官移植所带来的文化冲突的根源，也是本书论争的起点。然后对器官移植（包括器官捐赠和器官买卖）的人文社会科学研究的既有成果做出批判性的回顾，以此提出全书的分析框架。

器官移植的认识论基础

在一些传统社会里，即使有移植的幻想和传说，也不大可能做出移植的行动。因为这样的社会，人是不可分割的，身体不是分裂的对象，人被融入宇宙、大自然和群体当中，身体的意义实际上就是人即个人的意义，身体的形象就是自我的形象（勒布雷东，2010：13）。这样，器官移植不是对自我的重建，而是对自我以及身体完整性的破坏。即便对死者的身体做出这样那样的切割，也是一种侵犯，表示着对死者的不敬。因为死亡在一些社会里并非是生命的消失，而是生命的另一种存在形式（Kaufman et al.，2005；郭于华，1992）。对死者身体的不恰当处理剥夺了死者作为人有尊严地离开这个世界的最后过程，将会给死者灵魂带来不安，以及引来他们对生者的报复。这种观念即使在现代中国、日本依然被很多人持有着（Daar et al.，1998；Ohunki-Tierney，1994；Lock，1999；Ikels，1997；唐媛，2008）。与之相关的，在疾病的治疗上，也绝不是"头痛医头、脚痛医脚"，而是从宇宙、自然以及社会关系中寻找疾病的致因以及治疗的手段。这在人类学经典研究的安达曼岛人（拉德克利夫－布朗，2005）、恩登布人（特纳，2006）、阿赞德人（普里查德，2006）的求医问药中都有体现，在讲究系统平衡的传统中医里也体现得淋漓尽致（Scheper-Hughes et al.，1987；西佩－休斯、罗克，2010）。

在西方中世纪，宗教神学和经院哲学占据绝对的主导地位，反映在医学上，就是先验的理论探讨成为医学的时尚，而外科手术（意味着对身体的破坏）则成为了地位低下、被限制的工作，因为人是上帝的造物，使用器械对身体进行破坏始终是对上帝的侵犯。按照福柯（2001）对医学三次空间化的划分，这时候的医学属于分类医学。在医疗实践中，医生首先以一套"图表"和"坐标"（repérages）来为病人所呈现出的症状进行定位。比如头痛，医生不是追究某个具体病人头痛的起因和原理，而是根据头痛这种疾病在疾病分类图表中的归属类别给出药方。只要疾病能以现象呈现在医生眼中就可以完成看病的工作，而不区分具体哪个病人，也不考虑疾病的具体成因，病人的身体本身反倒成了现象的障碍。

以彰显人文精神、体现以人为本的文艺复兴时期，欧洲的解剖学得到初步发展。维萨留斯 1543 年发表的《人体构造》一书，标志着在西方的认识论中，人及其身体逐渐地区分开来，身体被置于游离状态，与人分离开来，它作为独立的实体，成为研究的对象（勒布雷东，2010：53）。但这个时候，身体的禁忌并未完全消除，有关解剖是否破坏了人的完整性，尸体有无生命（死亡是否是另一种生命的存在形式）等的争论依然环绕在宗教与医学之间。但这些初步的尝试却为 17 世纪笛卡尔的理性主义哲学和身心二元论埋下了伏笔。笛卡尔笔下的身心二元论彻底地使得身体与心灵（灵魂、精神）分离出来。笛卡尔认为，人由两方面组成：一方面是精神，其存在的唯一意义即思考，负责思考的为大脑；另一面则是身体，或者称为人体机械。人就是精神驱动下的机械。

在《谈谈方法》（1637）一书中，笛卡尔（2005：16）简明扼要地列出了他所有研究方法的四条原则，即"凡是我没有明确认识到的东西，我决不把它当成真的接受；把握审查的每一个难题按照可能和必要的程度分成若干部分，以便一一妥为解决；按次序进行我的思考，从最简单、最容易认识的对象开始，一点一点逐步上升，直到认识最复杂的对象，就连那些本来没有先后关系的东西，也给它们设定一个次序；在任何情况之下，都要尽量全面地考察，尽量普遍地复查，做到确信毫无遗漏"。这四条原则成为他后来研究几何学、物理学、天文学、生理学和解剖学等的方法论基础，即从其独特的怀疑出发，试图排除一切阻碍理性应用的偏见和障碍，进而找到其哲学推论的出发点。笛卡尔宣称，我可以怀疑我周围的一切乃至我的身体，认为它们都是假的，但我在怀疑这一点上却是千真万确的，否则将是自相矛盾的，因此这个思维着的我必然是一个实在的东西，笛卡尔称之为心灵（郑震，2009：188）。

正是在这个意义上，首先，笛卡尔把灵魂、心灵与肉体区分开来。在《第一哲学沉思集》（1641）中，笛卡尔（1998：82，170—171）在其第六个沉思以及在第二组的反驳中指出，"这个我，也就是我的灵魂，也就是我之所以为我的那个东西，是完全、真正跟我的肉体有分别的，灵魂可以没有肉体而存在"，"精神可以没有肉体而存在，肉体可以没有精神而存在"。笛卡尔认为灵魂不具有物质的广延性却具有思维能力，而身体只有物质的广延性却不具有思维能力。很明显，笛卡尔确立了一个物理的或物质的领域，它可作为一种"物"被客观地认识。在这个意义上，只有物质性的才是既真实的又是能观察到的，因而才能成为科学恰当的源泉。虽然笛卡尔褒扬了灵魂、心灵的绝对地位，但却有意无意中清除了身体中所有灵魂的残余，他把灵魂交与宗教，身体交与自然科学，放开了科学家的手脚，使他们把身体当作一种物质性的事物来观察，使其可以自由地追求一种医学研究所表现出来的纯物质性的思考，增加了自然科学和临床的优势，从而促进了实验生物学的发展（斯特拉桑，1999：5—7；西佩-休斯、罗克，2010：11；陈立胜，2002：13）。

笛卡尔进一步认为，在形体世界中，一切形体，包括天体、地球和生物的躯体，都是做机械运动的物质（王太庆，2005：xxii）。在动物身体机械论中，他指出，"我们知道人的技巧可以做出各式各样的自动机，即自己动作的机器，用的只是几个零件，与动物身上的大量骨骼、肌肉、神经、动脉、静脉等等相比，实在是很少很少，我们把这个身体看成是一台神造的机器，安排得十分巧妙，做出的动作十分惊人，人所能发明的任何机器都不能和它相比"（笛卡尔，2005：44）。进而，他也把人的肉体比作一台机器。"如果我把人的肉体看成是由骨骼、神经、筋肉、血管、血液和皮肤组成的一架机器一样，即使里面没有精神，也并不妨碍它跟现在完全一样的方式来运作，这时它不是由意志来指导，因而也不是由精神协助，而仅仅是由它的各个器官的安排来动作"（笛卡尔，1998：88—89）。这样，人的身体，作为一台机器，我们可以解剖它，从而认识它的运动规律，也可以在某些机器零件出现故障的时候修复它或者替换它，使它良性运行。

笛卡尔的身心二元论以及身体的机械观促进了现代西方医学的发展。现代西方医学，又称生物医学（biomedicine），它是指有关临床和医疗实践的知识植根于医学科学。自17世纪以来，有关身体及其管理的系统化科学路径开始出现，尤其是通过解剖学的凝视，身体逐渐被客观化。身体的本质被认为是生物学构成，以及它的内在结构和化学成分。身体作为实体可以被看见，其结构可以显露无遗，而心理的、社会的和道德的维度被认为是掩藏真相的障碍。19世纪后，群体生物统计学的发展，促进了身体的"标准化"，疾病和健康逐渐被纳入统计学的范畴，身体的变化用统计的规范和均值来界定。个体的身体既在生物学也在统计学上被"标准化"，所谓的"正常"实际上是一个统计学的"均值"（Kleinman，1995；Lock et al.，2010）。

　　肇始于欧美的生物医学的全球扩展，大体可以分为四个阶段。第一个阶段为帝国的阶段，在整个19世纪和20世纪早期，生物医学及其相关技术作为帝国统治的工具用于欧洲和北美的殖民地，用于保护殖民者和士兵的健康，以治疗他们经常遭遇的热带疾病。第二个阶段称为殖民的阶段，发生在第一次世界大战和第二次世界大战之间，在抵制流行病的威胁时，生物医学家逐渐抛弃早期的假设，认为土著和欧美人一样，具有生物上的可公度性（biological commensurability）。在这个阶段，世界上的大量人口第一次接触到生物医学。生物医学不仅用来服务殖民者和军队，也广泛地用来管理被殖民者的健康。20世纪60年代开辟了生物医学的第三个阶段，即民族主义的阶段。生物医学被刚刚独立的国家用来作为国家建立和现代化的象征（虽然在许多国家，这种运动也伴随着传统医学的复兴）。但很快，一些发展中国家和不发达国家面临的问题是没法承担生物医疗的高额费用，生物医学只能服务于少数富人，或者被有限地使用。紧接着是第四个也是更长的生物医学全球化的浪潮，它以发展健康代理机构、NGO，以及其他的以改进全球穷人健康为主旨的人道主义行动为标志，这个阶段称为非政府组织的阶段（Lock et al.，2010：148）。

　　时至今日，生物医学及其技术遍布世界各个角落，引起所谓生物普适性与地方生物学（local biologies）和生物社会差异（biosocial differentiation）的持续论争。与强调生物本质差异的种族主义观点以及人类生物的一般差异不同，罗克等（Lock et al.，2010）通过对更年期、阿尔茨海默病、器官捐赠、生育、基因检测等诸多案例的跨文化比较，认为生物学与历史、社会、政治之间表现出相互交织（entan-glement）的状态，产生所谓生物社会差异和地方生物学。地方生物学的概念，不是指被医学科学所创造的不同范畴是被历史和文化建构的，也不是用来表明在人口中可测量的身体差异，而是指文化和生物的过程不可避免长期交织在一起而导致的人们的生物性差异，这个差异或许会也或许不会被个体所察觉。而生物社会差异，则是指在时空范围内，生物和社会过程的持续互动，最终形成地方生物学。这就是说，人们的身体在各个地方并不是同一的，它们是进化、历史和地方社会变迁的结果，而这些又源于人们与他们所在的社会政治环境的持久互动。生物医学技术并不是自在的实体，它的发展和应用与医学的、社会的、政治经济的利益交织，具有了实践和道德的结果。

器官移植技术只不过是生物医学技术发展的一个巅峰。它分享了生物医学的基本预设和理念：医生只关注患病的身体，疾病被看成是由致病器官引起的；人的身体是标准化和普适性的；医疗技术的掌握会给人们的健康和福祉带来持续的进步与改进。去除有病的器官，用新器官替代它的外科手术就是其逻辑结果（Ohunki-Tierney，1994：236）。而之所以大脑没能开展移植，则基于这样的认识：自我只与大脑神经中枢有关，自我可以撇弃其他的身体部分独立存在（Jorale-mon，1995：335），移植了大脑，就失去了"我之所以为我"的根本保障。这就是说，器官移植作为现代生物医学技术，本身并非是"不受文化限制（culture-free）的科学系统"（Ohunki-Tierney，1994：236）；相反，它是植根于特定的文化前提和认识论基础，并镶嵌在具体的历史背景之中（汉，2010：160—161）。因此，移植的不仅是技术，也是一套文化理念，而这套文化理念可能与其他非西方国家的智识系统是背离的。本书也将坚持地方生物学和生物社会差异的立场，我们要探讨的就是，身体在移植技术下所产生的地方道德体验，以及器官移植与传统文化、社会关系、政治经济力量之间的交织。

迈向器官移植的人类学

身心二元论和身体的机械观促进了现代医学本身的快速发展，因为它剥去了有关人及其身体的宗教束缚，身体成为凝视的对象，把身体作为"物"进行观察和实验。而作为现代医学巅峰的器官移植，已经把身体的机械论发挥得淋漓尽致：身体就似一台机器，由不同的零部件组成，当某个零部件损伤或丧失功能时，就可以用新的零部件加以替换。正如斯特拉桑（1999：3）提醒我们的，在生物医学快速发展的同时，我们却忘记或者有意忽视了人作为精神性的存在。因为无论就历史还是跨文化而言，以笛卡尔范式为出发点都是武断的。器官移植并非仅仅是移植技术本身，伦理的、法律的、心理的、社会的、文化的因素都牵连其中。因而，器官移植不仅仅限于现代医学的探讨，其他学科也参与了进来。

国外有关器官移植的人文社会科学研究（这里暂不考虑移植的纯医学研究）更多地集中在以下视角：一是生命伦理学（bioethics）的讨论。这类研究反思了器官移植及捐赠中的伦理学问题，如捐赠者的知情同意、死囚器官获取的伦理困境、器官有偿供给对伦理道德的冲击等（Ikels，1997；Taylor，2005；Price，2006；etc.）。二是法学的角度，多集中于对脑死亡立法的论争和呼吁以及器官移植引起的法律冲突等（Stickel，1967；Price，2000；etc.）。三是心理学研究，主要是对公众有关移植的 KAP（知识—态度—行为实践）调查，关注器官捐赠和移植后的心理适应等问题（Perkins，1987；Radecki et al.，1997；etc.）。

上述不同学科的讨论已经表明了器官移植并非是单纯的医学技术问题，而是存在伦理争议、法律困境以及其他的心理和社会管理问题。医学伦理学家被赋予了去揭示医学实践中伦理困境的使命，但他们的著述很少有关于病人或医学专家的集体信念和经历的民族志细节（Sharp，1995：359）。心理学者注重个体的心理问题干预，而并未继续找寻这些心理适应问题的背后致因。法学家在脑死亡立法、移植纠纷方面提出了人权保护或是做出种种呼吁，但一些根本的问题，如人们如何看待"死亡"？死亡的文化意义何在？中国迟迟未能实行脑死亡标准背后根源是什么？中国器官捐赠率为什么较低，这反映了怎样的社会和文化环境？器官移植对受体和捐赠人（及其亲属）究竟意味着什么？人们如何看待身体构件，以及更为根本的，如何看待

"人"本身？移植者的身体体验如何？等等，尚需仔细研究。

具体到器官捐赠研究，也存在一些问题。器官在全球范围内的短缺以及捐赠的艰难开展，引起了心理学者、行为学者、管理学者、伦理学者、法学者等的极大兴趣，他们关注的主题集中在影响捐赠的因素和提高捐赠率的策略，以及器官捐赠所带来的伦理困境和法律难题上（Ikels，1997；Taylor，2005；Price，2000，2006；Stickel，1967；Perkins，1987；Radecki et al.，1997；etc.）。在大量对普通人群和特殊人群（如大学生、医务工作者）定量调查的基础上，诸如人口学特征、知识掌握、信念、家庭背景、宗教信仰、过去经历、对健康机构的信任、补偿和激励等被认为是影响器官捐赠的因素。基于此，这些论著提出了加强宣传、转变观念、通力协作、强化激励等多维的促进器官捐赠的策略（Joralemon，2001；Lwin et al.，2002；Hyde et al.，2009；Shafer et al.，2006）。相比之下，国内的研究则显得空乏单一，已有的成果还大量地停留在对法律规范和伦理规则的论争上（邱仁宗等，2003；翟晓梅等，2005；唐媛，2008；张永平等，2002；宋儒亮，2008；等等），少有基于实证的调查分析。上述研究导致的结果是：

其一，对捐赠者人口学的调查可能误导我们，似乎某一类人愿意捐赠器官，而其他类人则不愿意。但往往是，借用罗伯特等（Roberts et al.，1988：170）在评论献血研究时说的，"许多具备了捐赠者特征的不去捐赠，而那些不具备这种特点的人却在捐赠"。比如，有研究指出，文化程度是影响器官捐赠的一个重要变量，认为文化程度高者更可能做出捐赠的义举（刘雅兰等，1997），而从我们掌握的捐赠案例看，拥有较低文化程度的农民工却是当前中国器官捐赠的主力（见后文的案例呈现）。

其二，调查有多大比例的人群愿意捐赠器官，其意义值得商榷。统计出来让人惊喜的高捐赠意愿率可能让我们盲目乐观，殊不知这与实际的器官捐赠登记率，乃至实际的器官捐赠率相差甚远。因为所谓的同意和赞成捐赠，可能只是"抽象的赞成"（Joralemon，1995），在遇到具体情境需要付诸捐赠行动时，则变了样。① 因为，在我们年轻健康，充满活力的时候，有多少人思考过生与死、器官捐赠之类的问题依然值得进一步探讨。况且，器官捐赠，正如我后文要分析的，已不仅仅是个人的意愿问题，而是一个家庭，甚至是一个社区的公共事务。

其三，大量的问卷调查，尤其是在我国器官捐赠刚刚起步、民众对器官捐赠知之甚少的情况下，设定好问题和备选答案，让被访者"填鸭"，将可能失去众多丰富的信息。

其四，可能是因为难寻被调查对象的缘故，已有的研究主要倾向于对普通人群和易得人群（如大学生、医护人员）的调查。对他们的研究固然重要，但对那些真正付诸行动，登记了器官捐赠意愿的志愿者，或者已经捐赠了器官的死者的家属，却甚少研究。他们曾面对生与死，思考过人生和生命的价值，但由于案例较少，问卷调查的统计意义难以确保。唯有深入的个案研究，方能揭示出捐赠时决策的背景、复杂的动机，以及对身体和生命的深刻感悟。人类学对文化的敏感性和洞察力以及所倡导的田野调查方法，为回答上述问题（以及移植病人和器官买卖问题）提供了理论和方法的准备。

然而，相对于其他学科的大量研究，人类学在器官移植以及相关的生物医学研究方面却长期处于缺席状态，明显是一个后来者。就其原因，主要在于这门学科的基本旨趣和方法论限制。

我们知道，人类学更多的是在非西方社会做研究②，而器官移植发端于西方发达国家，作为一项高端技术，最先也仅仅在西方发达国家的医疗机构开展，这自然逃过了人类学家的视界。与之相关的，移植技术作为"科学"的代表，往往被认为是"不受文化限制的"，具

---

① 比如黄洁夫曾引用武汉和广州的公众调查数据（34%的人愿意成为器官捐献者；17.3%—23%反对器官捐献；41.7%—48.5%表示不确定）来说明我国存在广泛的、数目庞大的潜在器官捐赠人群（参见黄洁夫，2011）。我们且不质疑这种利用网络和电话调查的科学性问题，单就它与中国实际的器官捐赠率（0.03/100万）比较，也让我们觉得实践中的捐赠要复杂很多。

② 尽管第二次世界大战后以发达国家为调查区域的人类学著作增多，但人类学的总体偏好依然在于非西方的"原始"简单社会。

有普适性。于是，人类学家对于"生物医学作为民族医学"（Casper et al.，1996：523），作为一个具有特定文化基础，也会引起文化冲击（culture shock）的研究还是一个后来者。也就是说，人类学对生物医学技术与社会、历史、政治经济之间的持续互动和相互交织缺乏关注。

如果将器官移植纳入人类学的研究范畴，那自然是落入医学人类学的关怀之中。作为应用人类学的一个分支，医学人类学的真正发展起于第二次世界大战后的国际卫生运动（张有春，2009a：58）。一些实践导向的医学人类学家更主要的是致力于用人类学的视角去服务于第三世界的公共卫生，至少在起初，他们缺少理论探讨，更缺乏批判思维。于是，当越来越多的人类学家转向西方生物医学时，发现最大的困难在于没有合适的理论框架（Casper et al.，1996：524—525），无从下手。

另外，这方面的研究受田野资料的限制，至少在中国内地是这样。目前有关移植的大量社科文献更多集中在伦理学、法学和心理学，这些文献只是进行学理的探讨和呼吁，鲜见经验的观察和个案的分析（仅有的一些个案也限于媒体的报道）。而以参与观察和深入访谈为基本方法的人类学却对田野资料的要求尤为苛刻。由于一些众所周知的原因，器官移植，尤其关乎器官来源的研究成为了学术的敏感地带。这给实地的调查进入以及论文的出版带来了障碍。在我撰写拙著时，中国内地以田野资料为基础的器官移植人类学/社会学研究仅限于一篇硕士学位论文（欧阳洁，2007），且她的调查进程也尤为艰难，访谈个案也很有限。

一直到20世纪90年代中期，器官移植所伴生的诸多具有人类学想象力的问题才被一些西方人类学家观照到。

移植技术和移植病人

这一块的研究涉及两个方面。一是基于西方文化理念的器官移植技术，一经推广到其他的非西方国家，立马产生了文化冲击。一些国家（如日本、德国、中国等），尽管它们具有采用移植技术的财力和技术能力，但这里的人们仍然对这项新的医学技术保持着抗拒。他们的拒绝或不情愿部分是因为器官移植技术的文化基础深深地嵌入文艺复兴与启蒙运动的传统中（正如前文分析移植的认识论基础那样），而这与其他国家的文化传统（如身体的完整性、死亡的文化和社会意义、器官本身所携带的符号意义等）是分离的。因而，一些人类学者断言，技术的推广如果缺乏对当地文化的深刻理解，一切努力都将遭遇挫折甚至失败（Ohunki-Tierney，1994；Daar et al.，1998；Alden et al.，2000；Hogle，1996；Ikels，1997）。

二是对移植者身体体验研究。在《器官移植作为一种转变的体验：人类学对重塑自我的洞察》一文中，沙朴（Sharp，1995）通过民族志的资料分析指出，移植者对个人的认同贯穿于一系列的过程：准备移植、接受生命的礼物、学习客体化器官、在否定专业的修辞话语中重建自我、应对身体残缺以及处理捐赠者试图建立长久亲属关系的问题。在这里，移植者身上的新器官，作为"物"，具有了社会生命。身体体验是移植者后移植生活的重要方面，沙朴的这篇论文是目前发表的少有的涉及身体体验的成果之一。但这篇论文更多的是用民族志材料，从社会心理学的角度分析了移植者的心理适应和身份认同问题，而这背后的文化根源似乎并没有得到很好的关注。

器官捐赠

已有的器官捐赠研究包括三大视角。一是捐赠的家庭取向。器官捐赠，尽管个人的意向很重要，但家属的同意在实际的器官捐赠上具有更为突出的重要性。简森等（Jansen et al.，2010）研究指出，在荷兰，每百万人的尸体捐赠率很低，这其中重要的原因在于家庭的拒绝率较高。这种情况在美国也不例外，虽然调查显示有69%—75%的成年人表示愿意捐赠器官，但差不多有一半的家庭在他们死亡时并不同意捐赠器官。海多（Haddow，2005）通过检视苏格兰捐赠者家属的死亡认知和尸体认知差异，试图回答家属同意或拒绝捐赠的深层原因。死亡带来了个体与其身体关系的变化。家属或者认为曾经活着的个体与只留下一副空壳的尸体是分割的，或者认为死亡并没有改变"体现"（embodiment）的状态，死亡的身体和器官与曾经活着的个体之间具有不可分割性（inalienable）。正基于此，家属才有捐赠尸体是

"废物利用"的赞成表述，或者担心切割器官让逝者"疼痛"的拒绝态度，或者也有捐赠能让身体不朽、生命永存的乐观心态。

二是身体、死亡的跨文化比较取向。器官捐赠，尤其是尸体器官捐赠，必然面临着如何处理死亡、如何看待身体的问题。

比如与器官捐赠相关的脑死亡判定就不仅仅是一个医学和生物学问题，而是一个文化和社会问题，这从一些国家已经承认脑死亡判定，而另一些国家抗拒脑死亡判定就可以看出。20世纪60年代，法国、美国等国家提出了脑死亡概念，即全脑或脑干功能的不可逆性丧失就是死亡。在被医学判断为脑死亡后，病人依靠体外呼吸机等生命支持系统依然能保持心跳、呼吸等生命指征一段时间，但离开生命支持系统后，病人在短时间内很快就会心死亡。1968年哈佛医学院提出了世界上第一份脑死亡诊断标准，简称"哈佛标准"。除此之外，其他国家（法国、瑞典、英国、日本等）也制定了大同小异的标准。虽然脑死亡被认为是最科学的判定死亡的标准，但关于脑死亡的诊断依然存在争议。这个争议本身就说明了死亡还不完全是确定的生物学事实，而是充满了复杂性和文化多样性。

以日本为例，日本曾经抗拒脑死亡判定并非是因为经济或科技能力问题，甚至也不是拒绝西方的文化霸权主义。日本追求高科技，但它是选择性地接受。日本相当长时间内没有通过脑死亡作为个体死亡的法律，是基于以下事实：新死亡标准所代表的生与死的概念、身体、个人观念等都是深深地嵌入于西方的智识传统中，这与日本人长久以来对死亡的认知是分离的（Ohnuki-Tierney，1994；Daar et al.，1998）。但文化的改造并非不可能，通过医学专家、媒体、公共部门的努力，日本终于在20世纪90年代末通过了脑死亡的立法，但依然将家庭的认可放在首要位置。只有那些自己愿意捐赠器官，家属也同意其捐赠的，才以脑死亡作为死亡的判定标准，而对其他人，采取的依然是传统的心肺死亡标准。日本的个案一方面强调了，没有对文化和死亡意义的深刻理解和研究，一切泛泛的有关捐赠的努力和立法决策都将面临挫折，但同时这个个案也给予了我们文化改造之信心。

与其他国家主要从脑死亡和无心跳死亡者身体获得器官不同，埃及基于伊斯兰信仰，禁止从死者身体获得器官，认为这是对死者身体的入侵，破坏了身体的完整性和死亡的圣洁。研究者将研究对象限定于捐赠和移植链条中的医生，观察他们是如何创造、妥协、抗拒、参与和再生产身体的商品化过程的。研究发现，医生们往往从生物学和宗教等方面，寻求支持或反对捐赠和移植的理由。尽管医生是生物技术的拥有者，以及处于较高的社会地位，但他们有关生与死的话语和观念还是被文化和当地的道德和情感所形塑，因为他们也是社会的一分子。这项研究有力地展现了当西方的生物科技输入地方化的道德世界时，遇到的抗拒、碰撞或调和（Budiani，2007）。

希腊人有三种身体观和死亡观（身体作为物质，死后灰飞烟灭；身体构成了灵魂的外在包装，死后身体消失，而灵魂则寻找他人的身体转世；身体是灵魂的物质载体，死后身体保持着一个人的本质，期待再生），在不同观念下人们有不同的器官捐赠态度。捐赠者对捐赠的态度（捐赠如同生命的延续、捐赠器官而不是完整身体、害怕身体腐烂等）实际上反映了他们如何看待生时和死后的身体（Papagaroufali，1999）。身体、死亡的跨文化比较，将有关器官捐赠的研究牢牢地镶嵌在主流的（医学）人类学分析框架中（景军，2012）。

三是捐赠的意识形态取向。器官捐赠的两种宣传话语实质上是两种意识形态的论争。一种是礼物捐赠和利他主义，即器官捐赠作为生命的赠予（the gift of life），是最高的美德或利他主义的表现。但捐赠的器官是不是人类学传统的互惠礼物依然存在着分歧（Ohnuki-Tierney，1994；Joralemon，1995；Lock，1999）。另一种是财产权意识形态，将身体及其部分看成可以自由处理的财产，认为基于礼物赠予的模式不能满足器官移植的需要，某些经济刺激是必需的。但经济激励的方式和限度很难把握。完全以金钱作为激励，那么器官捐赠将可能转化为买卖，这是世界卫生组织以及世界上绝大多数国家一致反对的。如果不采取激励措施，那么似乎难以调动公众捐赠的积极性。所以激励的问题在各国都是一个难以拿捏的问题。器官捐赠就像血液捐赠一样，也存在着"礼品"和"商品"之争（Titmuss，1970）。

器官买卖

对器官买卖的研究主要是一种批评性的分析，这以西佩－休斯

（Scheper-Hughes，1996，1998a，1998b，2000，2007）为代表。她通过对非洲、巴西、印度等地的调查指出，肇始于移植的器官买卖、活体捐赠，导致了人与人、女人与男人、年轻人与老年人、穷人与富人之间，甚至国家与国家之间的不平等，器官移植乃是"牺牲的暴力"，活体的捐赠更是"礼物的专制"。西佩－休斯通过多点民族志的方法，从政治经济学的角度分析了器官的全球流动，她关心以科学进步为说辞的器官移植是否进一步打造人类的不平等和这种不平等的全球化程度，因为器官移植毕竟是超越国家边境的医疗实践，无论理念、技术、器官或手术的发生地点都可能如此。新近一篇关于孟加拉国身体市场的研究也值得关注，作者以生物暴力（bio-violence）为分析概念，通过对33位卖肾者的深度访谈，揭露了富裕的买家或狡猾的中介是如何诱骗穷人出卖器官，使得穷人承受着来自身体、社会、经济和心理的苦痛（Moniruzzaman，2012）。

器官买卖批判取向的意义在于揭示医学实践和健康问题中的权力问题以及导致人类健康不平等的政治经济因素（景军，2012），从而将微观的捐赠和移植事件与宏观的社会不平等，乃至国际秩序连接起来，因为后者才是个人苦痛和疾病的根源。

分析框架

无论是器官移植、器官捐赠还是器官买卖的人类学研究，如果我们将其回溯到根本性的人类学关键词，那就是对身体的研究（身体的生与死、身体的切割与修补、身体的体验与认同、身体的赠予与回馈、身体的买与卖等）。器官的捐赠和移植，毋宁说是对身体的调整和变换，所产生的一切文化意义和社会后果都降落到身体这一最根本性的问题上来了。有关身体①的认知图式或者框架成为分析此类主题的一把钥匙。

---

① 有关身体研究的评论性和综述性论著请参考（Frank，1990；拉波特、奥弗林，2009；郑震，2003、2009；郑丹丹，2007；陈立胜，2002；杜丽红，2009；汪民安、陈永国，2011），鉴于全书的理论旨趣和对话点，下文仅仅梳理几篇重要的整体观身体研究文献。

笛卡尔的身心二元论将心灵交给了神学宗教，将身体交给了自然科学（医学），至此，生物学意义上的身体研究成为医学或临床解剖学的关注点。但恰如斯特拉桑（1999：3）所评价的，"人们以往经常引用法国哲学家笛卡尔本人和受到笛卡尔影响的著作，以他对灵魂和身体在类型上的绝对差异作为研究的前提。尽管从欧洲知识史的角度看，这是一种有益的观点，因而要想理解置身于各种欧洲传统中的学者如何探讨一系列世界文化的概念，这也是一种重要的手段。而另一方面，有必要认识到，无论就历史还是就跨文化而言，以笛卡尔范式为出发点都是武断的"。事实上，对于个体和群体而言，身体既是一个环境（自然的一部分），又是自我的中介（文化的一部分）。身体决定性地处于世界的自然秩序和世界的文化安排结果之间的人类结合点上，它既是自然的，也是文化和社会的（特纳，2000：99）。比如，我们的基本生理需求，吃、喝、性、等等，无不在文化的规范性下进行，稍有不慎，就会受到文化的排挤和惩罚。尽管身体是带有特殊生理学[①]特点的客体并因此屈从于衰老和腐烂的自然过程，它却绝不仅仅是一个物质客体，作为被体现的意识，身体充满了象征意义（特纳，2000：118）。

在推动身体研究的整体论思潮中，西佩－休斯和罗克（Scheper-Hughes & Lock）功不可没。1987 年两位合作发表的《精神性的身体：医学人类学未来研究导论》成为了身体人类学具有研究范式的一篇论文。两位作者指出，由于这种认识论传统（笛卡尔的身心二元论）是一个文化和历史的构造，而非普适性的共享，所以医学人类学的研究就需要悬浮我们通常的信念和文化承诺。身体同时是一种物质性和象征性的人造物，既是自然产物又是文化产物，并牢牢地固定在特定的历史时刻。为此，他们考察了三种分离且相互重叠的分析单位，同时也代表了三种不同的理论路径和认识论的身体，即现象学的个体身体；结构主义和象征主义的社会身体；以及后结构主义的身体政治

---

① 马国良等的译著《身体与社会》（2000）中将此处翻译为"心理学"（psychology），笔者认为此处可能为"physiology"，应翻译为"生理学"，这样可能更符合前后文的语义逻辑。鉴于尚未找到 1996 年的原版著作，此处仅为笔者的初步判断。

（Scheper-Hughes et al.，1987；西佩－休斯、罗克，2010）。西佩－休斯和罗克激发了社会思想中的整体论。以至于在医学人类学里，精神性的身体图式现在已经代替了笛卡尔的分离主义的思想图式（斯特拉桑，1999：80）。

秉承西佩－休斯和罗克的理论遗产，后来学者也尝试从不同角度展示身体的多个面向，以体现作为整体的身体。希林（2010）认为既有的身体研究有两种取向：一是自然主义的身体观①，以身体的生物性来说明社会结构，个人的意向、行动和潜力是由生理和基因决定的，把身体看成是社会意义和社会关系的生成器；二是社会建构论的身体观，认为身体在一定程度上被社会形塑、约束甚至创造，指出赋予身体的那些特征和意义，以及不同人群的身体之间存在的界限，主张身体并不是社会的基础，而是社会的产物。莫斯（2008）有关身体技术的研究、道格拉斯（2008）有关身体象征和社会结构的考察、福柯（2001，2005，2010）有关权力、话语与身体的观点、特纳（2000）有关身体秩序的阐释都表达了社会建构论的身体观。希林（2010）旨在弥合上述两种取向的鸿沟，主张身体作为兼具生物性和社会性的现象。人的"自然"属性并不是与社会彻底分离，而是社会关系和文化活动的必要前提。身体本身依然充当着社会关系的基础，不能被化约为社会关系的某种表达。他的工作态身体、运动态身体、音乐态身体、社交态身体以及技术态身体的多层面研究即是主张身体的生物属性和社会文化属性整体观点的体现。弗兰克（Frank，1990）的医学化的身体（the medicalized body）、性的身体（the sexual body）、被规训的身体（the disciplined body）、说话的身体（the talking body）的划分，奥尼尔（2010）的世界态身体、社会态身体、政治态身体、消费态身体和医疗态身体，都表达了同样的整合身体不同面向的努力。

借鉴上述研究的基本理路，全书将以身体的三个面向重新检视下

———————————

① 特纳在《身体问题：社会理论的新近发展》一文中将既有的身体视角总结为基础主义框架（相当于这里的自然主义身体观）和反基础主义框架（相当于希林所言的社会建构的身体观），请见（汪民安、陈永国，2011：3—28）。

列问题。

首先，身体的体验与移植病人研究。身体的体验是一种整体性的体验，这种整体性不仅体现在身体内各个器官相互关联，处于整体之中，即部分与整体的平衡和系统关系；也包括身体作为生物性和社会文化性的双重存在，即个体的身体苦痛和体验与有关身体和器官的文化隐喻和社会意义，乃至与政治经济结构勾连在一起，共同构成了移植者（捐赠者、买卖者）的生活世界。

其次，身体的社会性与器官捐赠。身体的流动将打造一种特殊的社会关系，或曰生命礼物关系。以身体为核心，重新思考礼物关系，我们就会发现，生命的礼物扩充了传统礼物的赠予—接受—回馈的模式，作为一部分医学事实，在器官的获取、分配和调节上充斥着医学的权力，在这形式化的流动模式背后，不再是赠受双方权利义务关系和简单互惠的发生逻辑，而是对生命、死亡、身体的敬畏，以及多方参与的人道回馈。

最后，身体的商品化与器官买卖。当身体降格为可以交易的"物"时，它所带来的不是礼物的赠予和社会的美德，而是一种医学对身体的暴力，以及社会不平等在身体上的显现。

器官捐赠，连同器官移植和买卖，必然是一个处理生与死、自我与他者、个人与家庭、自然与文化、赠予与接受、买与卖、穷人与富人、地方与全球的问题。我们的目的，就在于通过田野调查，来展现身体的不同面相与文化、社会、政治经济之间的复杂关系，借用罗克等（Lock et al.，2010；Lock，2015）的常用语，它们之间的相互交织关系。

篇章结构

全书包括五个部分。

第一部分是绪论。介绍选题和田野进入过程；在批判性地分析已有的人文社会科学（主要是法学、伦理学、心理学）对器官移植研究的基础上，重点讨论了人类学研究器官移植的路径，并提出本书的分析构架。

第二部分的主旨在于通过移植病人后移植生活世界的描述，展现一个具体的、完整的身体图景。贯穿全书的"身体"既作为一个系统机体，同时也是生物性和社会文化性的共同存在。传统与现代的力量相互交织，烙刻在移植者的身体上。我们分别以抗拒的身体、被管理的身体、隐喻的身体展现移植病人的身体体验。这一部分的研究突出了身体与"机械"之不同，以及揭示了当下医学界过于关注生物性的身体，而忽视病人社会文化身体的境况。

第三部分讨论了器官捐赠的文化敏感性与中国实践。以身体为切入点，重新厘清了器官捐赠作为生命礼物的发生过程。生命的礼物不是熟人关系的润滑剂，而是造就了一种陌生的、匿名的社会关系。它的流动不是赠予—接受—回馈的简单模式，而是多部门参与的、经历获取和分配过程的复杂循环。传统礼物与生命礼物之不同的根源在于前者所赠是"身外之物"，而后者是对身体部分的捐赠，这必然是一个处理身体与人格、个人与家庭、自我与他者、生与死，乃至医学与文化之间关联的过程。因而，没有对中国社会文化情境的深刻理解，器官捐赠体系的"拿来主义"模式都注定遭受挫败。这一部分解释器官捐赠的复杂性以及当前器官短缺的文化根源。

第四部分主要是就已经获得的资料讨论人体器官的买卖与身体商品化问题。器官的全球交易和国内的活体买卖显示出移植技术的另一面，即生物性暴力。器官交易建立在国与国、人与人之间不平等基础之上，并进一步打造了身体和健康不平等的全球化程度。取消活体移植、打击器官买卖，不仅在于实现器官捐赠的有序发展，更在于回归正统的生命伦理，实现人的有尊严的生活。

最后一部分主要是理论总结与政策建议。以身体为切入点，不仅实现身体的整体性分析，同时也有利于其他理论，尤其是人类学传统礼物理论的扩展。对移植病人日常生活的关注、对捐赠的文化敏感性以及器官买卖的社会后果的反思，有利于我们审慎开展器官移植，并寻找合乎中国社会文化情境的移植之路。

上 编

移植病人的后移植生活

如果身体真真切切是一台机器，它将不会衰老、多变，也不会死去。而所有身体的组成"零件"都是可以被修改、矫正的，损耗后还可以被替换成性能更加完善的零件。就像钟表一样，身体显示时间，却不受时间的影响。身体将会成为时间的见证，因其中立而不被伤害，也不再是时间的受害者。许多研究与越来越多的实际操作都潜藏着这种的幻想。与之相伴的，还有愈演愈烈的对死亡的否定和对安全的执着。

——大卫·勒布雷东（2010：97）

第 二 章

抗拒的身体

　　如果身体果真是一台由可拆解零件构成的机器，那么用新的移植物替代旧的、损坏的病态器官，就是自然的过程了。但身体又是作为自然和文化符号的二元矛盾体（Ohnuki-Tierney，1994：240），遵循着自然的规律，有成长和衰亡的过程，但身体里还潜藏着人性和共享的文化理念。作为文化和体验的身体，远比自然的身体要复杂得多，也不确定得多，它不再是温文顺从的，而可能是桀骜不驯的。当移植物进入一个陌生的、原本不该是其归属地的身体时，立马造成了道格拉斯（2008：143）所言的因触犯了身体既有边界的危险状态。身体作为自成一体的分类系统，新的移植物的闯入，无形中混淆或抵触了既有的身体平衡和身体观念。

　　在这一章，我将通过一些个案的故事呈现作为抗拒的身体体验。首先，当手术刀切开身体的表面，深入其机理，试图更换其零部件时，触动了身体的生物性反应——免疫排斥。同时，也触发了那些相互关联、亲密无间的其他零部件。不仅如此，身体及其器官，并非是一团肉身，而是其主人身份的标识，于是，移植所带来的，就不仅是生理的排斥和并发症，同时也触及了潜藏在人们内心深处的价值系统和文化认知。我们所认同的既有文化框架——生与死、自然与文化、自我与他者、传统和现代——在器官移植技术下变得模糊起来，或者说得到了重新安排。

生理排斥

　　上文曾提及，早期的移植实验之所以失败，主要是因为没有很好地解决生理排斥问题。生理排斥是器官移植面临的首要问题，因为当外物进入身体后，身体自身的免疫功能就会对移植物产生"攻击"，严重的会使移植物丢失，病人死亡。所谓的免疫抑制剂，就是降低人体的免疫功能，使得移植物能够顺利进入新主人身体，以实现"和平共处"的目的。对于急性排斥①，药物治疗常常有效，但慢性排斥反应几乎是不可逆转的，终身服用免疫抑制药物成为移植病人的无奈选择。

72 岁②的郭老伯 1995 年发现患有乙肝"小三阳"③，有医生告诉他"小三阳"比"大三阳"好，也有医生说"小三阳"比"大三阳"更糟糕。面对不确认的状态，乙肝阳性又没有转阴的希望，他选择了忽视和不在意。到 1999 年他退休后，体检结果显示，乙肝"小三阳"已经发展成肝硬化，肝功能也不正常了。后来他住院出院、出院又住院来回折腾了很长时间。一直到 2005 年，医生告诉他，以前的保守治疗已经不起作用，现在唯一的办法就是做肝脏移植手术。郭老伯开始犹豫了，他告诉我：

> 我当时说不做，那时 67 岁。我算了一下，花钱太多。弄不好，把钱都花完了，我留下老婆怎么办？我不做。跟我女儿争论争论半个月，我才下决定做。医生对我很好。医生说，67 岁，一般可做可不做，做也可以，不做也可以，有钱就做，不做我们也不勉强。但对你来说，要做才行。为什么要做呢？因为你身体

---

① 排斥反应是移植医学面临的难题之一，一般来说分为四类：一是急性排斥反应，是由于供受体之间基因差异所导致的针对移植物的免疫性损伤，绝大多数发生在移植后的 3 个月以内，以移植后 10 天左右最为常见；二是迟发性急性排斥反应，一般发生在移植后 6 个月后的急性排斥反应；三是慢性排斥反应，通常发生在移植后数月之后，也可发生在移植后一个月内，慢性排斥发生较为隐匿，几乎是不可逆转的；四是超急性排斥反应，发生极其迅速，常发生在数分钟到数小时之内，可迅速导致移植物丢失，并且病人死亡率也较高。详见（黄洁夫，2008：647—653）。

② 该年龄是我调查时受访对象的年龄，而非行文时的年龄。下同。

③ 所谓"小三阳"是指慢性乙型肝炎患者或乙肝病毒携带者体内乙肝病毒的免疫学指标乙肝表面抗原（HBsAg）、乙肝 e 抗体（HBeAb）、乙肝核心抗体（抗 HBC）三项阳性；"大三阳"指乙肝表面抗原（HBsAg）、乙肝 e 抗原（HBeAg）、乙肝核心抗体（抗 HBC）三项阳性。

比较好，除了肝硬化问题，其他没什么问题，血压也正常，没有心脏病，什么都没有。他说手术台上，我可以保证，手术顺利。但假如你有糖尿病、血压高、心脏病，我不好控制啊。你什么都没有，你就是肝硬化。他说，你女儿那么好，一个人10万，两个人20万，你自己掏25万，这么好的条件，你为什么不珍惜啊。包括某某医生都劝我。我也咨询了很多医生，调查研究半个月，多数医生说要做，所以就下定决心做了。（20101008　郭老伯）

就这样，终于在2005年3月25日他完成了手术。这个日子，虽然距访谈时已经过去5年有余，但似乎刻骨铭心，他依然记忆犹新。其实，这不仅是他手术的日子，还是S医院肝病大楼奠基的日子。在当地，人们认为奠基之日一定是个好日子。院方也很重视，院长和科室主任亲自主刀，顺利地完成了他的移植手术。医生欣喜地告诉他，5月1日就可以出院了。但还没到这个出院的日子，4月23日，情况发生了。郭老伯这样诉说自己的排斥反应。

4月23日，就不行了。出现了排斥。把我害的。整个嘴巴都烂了，舌头都烂了，不能讲话。医生也吓坏了。27号，找不到药，医院没有。抗排（斥）的药，很多种，但这种找不到。后来，解放军医院，以前叫这个，大医院，一个医生在这里实习告诉我那里有，一支2000多元。医生问我女儿有没有车，让我女儿马上去拿。下午4点钟拿来，27号晚上8点钟就打了针。28号上午上班时，医生又来看了，说，问题不大了，我这个药已经起作用了，消炎了。一直弄到5月21号给我出院。（20101008　郭老伯）

出院后，老伯没有出现急性排斥反应，但慢性排斥一直存在，因而需要终身服用免疫抑制药物。刚出院时，他需要每天吃5粒，即5毫克的抗排斥药物，但现在每天1.5毫克就可以了。这相对于其他病例来说，已经算是有惊无险、平稳顺利的个案了。但这个个案也反映出了医生的乐观与后来的急性排斥反应的差距。医生之所以建议郭老伯做手术，是基于他只有一个器官，即肝脏异常，而其他器官均健康的事实，根据身体机械论，换掉这个异常损伤的器官就是很自然的结果。但这却遭遇了身体本身的免疫抗拒，出现危险的状况。

中国肝移植注册网 2006 年公布的数据显示，我国肝移植病人一年的生存率为 80.5%，五年的生存率为 65.9%，在大的肝移植中心，围手术期①死亡率已降至 5% 以下，这说明我国的肝移植技术已经到达了国际先进水平（黄洁夫，2008：3—4）。但移植并没有想象的那么简单和顺利，在更换"零件"的同时，也带来了诸多的连锁反应——并发症，它们中的一种或几种将伴随着移植者的余生，成为持久的身体苦痛。表 2-1 是肝移植术后早期和晚期部分并发症的发生率。

表 2-1　　　　肝移植术后早期和晚期部分并发症的发生率

术后早期并发症		术后晚期并发症	
并发症名称	发生概率	并发症名称	发生概率
腹腔出血	9.0%—19.2%	糖尿病	7%—31%
胆道并发症（胆瘘和胆管狭窄等）	6%—34%	高脂血症	16%—43%
肝动脉血栓	成人 1.6%—6.7%；儿童 12%—30%	高尿酸血症	25.5%—47%
肝动脉狭窄	1.4%—5.3%	骨病（骨质疏松等）	10%—60%
门静脉并发症	成人 0.6%—3%；儿童 8%—22%	胆道并发症	6%—34%
移植物功能异常	无功能 0.6%—22% 功能不良 15%—30%	慢性肾功能不全	10%—27%
		高血压	80%
		恶性肿瘤	5%—20%

来源：根据黄洁夫（2008：531—590）的数据整理。

---

① 围手术期是指外科手术病人从住院之日起，到术后出院为止的期限。我国肝移植的围手术期是指从医生确定受体并着手进行术前准备时起，直到术后出院止，通常为 2—4 周（马庆久，2005：88）。

表 2-1 中的术后早期并发症多由于肝源本身和移植手术造成的，而晚期并发症则主要来自于免疫抑制剂的毒副作用和手术本身。术后早期并发症和晚期并发症的共同特点之一在于它们的发生并非是小概率事件，而是具有极高的发生可能性。我访谈的 30 余位移植患者几乎都诉说了这样或那样的并发症。67 岁的官先生 2008 年因肝硬化做了移植手术，他这样诉说移植后的身体体验。

> 2008 年做了（手术）后，过一年后，胆道堵塞，住了几次院，又重新吻合。具体地说，人的红细胞过了一段时间后死亡，转化为胆汁，通过胆道。不知道为什么，（我的胆道）堵了。住（院）了一个多月，不能自然复原。（后来医生）就像（接）塑料管一样，两边剪断，重新接，但左胆管还是堵塞。还有一个袋子（医用袋将胆汁从体外导出，袋子放在体外）。（假如）重新吻合，又打开（身体），又是一个大手术，得不偿失啊，犯不着。现在很不方便，一年多了，自己洗澡都很难。3 个月换一次（袋子），换一次要 1 万多元。我总是很小心，以怕它感染，洗澡之类的，怕进水，拿毛巾什么东西捂住。

他继而抱怨道：

> 那些东西引起高血压，血糖高，肾功能衰竭，那你做移植干什么呢？好了这些，坏了那些。你修好了这扇门，那扇门又坏了。每天都吃降压片。肌酐（测量肾功能的指标）都超过标准，大量地吃护肾的药。还有抗病毒的，30 多元一粒。现在每个月吃药要 4000 多元。呕吐、发烧都要注意，这次住院又花了 1 万多，就因为感染。（20111103 官先生）

这个案例不仅显示出病人对病理的娴熟解释（所谓"久病成良医"），同样反映了他手术后因并发症而导致糟糕的生活质量。他因手术和药物导致的并发症不仅包括胆道堵塞，还有高血压、肾功能损伤等。其他个案还显示了"股骨头坏死""皮肤总是痒""出现了糖尿病"等手术后的连锁反应。

63岁的孙先生因为胆管问题，重新做了一次胆管接驳手术。他说：

> 手术后，排斥有一点点。主要是肝的胆管有点问题，我的胆管和他（捐赠者）的胆管接驳时堵塞了。去省医院做了两次手术做不了，不成功又来到这个医院这边，又加以治疗。插管，拿个袋子，排除胆汁。但是好麻烦，袋子经常要换啊，时间长了，又害怕感染。我就向医院提出要求，还有什么办法，我可以不戴这个袋子。这边医生说，没办法了，就这样了。我重新来到肝移植（科室）那里，和他们教授说，你怎么都好，我不喜欢戴这个袋子，好麻烦。他们研究之后，就把我重新再做手术。伤口还是那么大的，要准备一个肝源。要配对的。手术碰到每一条血管，那就失败，重新换一个肝。好麻烦。后来，我做了五六个小时的手术，（胆管接驳）成功了，（没有再次移植，）这样肝就给别人了。我听他们说，我这个胆管接驳是第一例。（20101013 孙先生）

古先生现年45岁，公司职员。早在1997年就发现了肝炎。2002年再次检查时已经是中期偏晚期的肝硬化。经过两年的保守治疗后，不见好转，反而更加严重。在综合考虑到经济条件、肝源等问题的情况下，2004年4月份，已经确定要做移植手术，但他还是存在侥幸心理，希望不做移植也能好起来。就这样，一直到当年的9月份，还是"没拖好"，才完成了移植手术。

古先生告诉我，现在他面临着四大移植并发症。首先是糖尿病，这个是以前没有的。其次是胆管结石。他现在很担心，因为他知道胆管堵塞是移植后的常见并发症。为此，他专门咨询了医生，医生只是告诉他要经常喝水就行，不要太在意。这样，他每天吃药四次，喝四杯水，中午休息后喝一杯水，晚上睡觉再喝一杯水，中午还喝汤。再次是性功能的下降。他说：

　　我们是男人，那个性功能做了后下降了。我们这个年龄，本身也是下降，但没这么厉害。我跟医生说，医生说也不明白，建议找生殖科医生看，但看了后见效不大。这个受到一些影响。（20101018 古先生）

　　最让他难以忍受的是因为激素引起的股骨头坏死。对于这一点，他颇为怀疑现在的移植技术，认为其并非是确定的技术，而是类似于人体试验。他说：

　　主要吃了大量激素，我跟医生说不吃多，可能没那么严重啊。医生说，你不吃那么多，可能会死人。那个东西很难说。我确实吃了很多。我看了我周围的（患者），没吃那么多。讲得不好听点的，好像给我们做试验一样，有的吃得多，有的吃得少。我知道我吃了很多。（20101018 古先生）

　　没有其他出路，他花了7万余元对股骨头做了手术，插入了支架。现在他只能散步，不能跑步，担心影响支架的寿命。颇具讽刺意味的是，面对并发症的高发生率，病人及其家属往往不是把希望寄托在注重客观性和精准性的移植技术上，而是放在运气上。33岁的黄先生感慨道：

　　其实很难说，看你自己的运气，有的手术做得好的。胆管啊，有很多是胆管问题，有的狭窄了，有的堵塞了。我有个病友，比我早做两个月。后来也是胆管问题，搞个支架上去也不行，后来换了第二次（移植手术）。（20101018 黄先生）

　　移植所导致的并发症，医学界经常将其归为移植技术还没有完全成熟。但在笔者看来，秉承身体机械论的器官移植技术将不可避免地会出现"修好了这扇门，那扇门又坏了"的窘境。因为笛卡尔的身体机械观更多地考虑的是身体部件的拆解，而不是它们之间的联系。

而身体真真切切地是一个系统的、难以分割的整体，每个器官的健康状况取决于它和其他器官之间的关系，牵一发而动全身（西佩－休斯、罗克，2010：11）。并发症，只不过是整体的身体在遭遇人为的分解和重组后在身体上的必然反应：打开身体的一个缺口，移去功能残缺的器官，移入新的健全的器官，本身就破坏了身体的系统性，遭遇了身体本身免疫力的防御；免疫抑制剂降低了身体的免疫力，以使得新的移植物被接纳，但因免疫力的低下，身体经常成为被病菌攻击的目标；同时它还破坏了其他与之相关的器官和组织，引起了肾功能损伤、高血压等疾病。正如医学家自己所意识到的，器官移植是一项"反天然、反生理"的技术（黄洁夫，2008：726）。因而，与其说身体是一台零散的、各自为政的机器，还不如说身体是一个整合的、相互牵制的机体。这或许正是笛卡尔理论留给我们的遗产：一方面促进了现代医学的发展；一方面又使得现代医学囿于早已埋下的困境之中。

文化排斥

身体的生理抗拒已经成为移植医学研究的焦点之一。相比之下，移植后患者的另一种排斥反应，即文化的排斥（culture rejection）（Joralemon，1995）却被移植工作者有意无意地忽视了。移植物并非是毫无象征意义的"物"，它还承载着价值和幻想，是他人身体的一部分，携带了他人的身份属性（年龄①、性别、职业等）。因此，摘除自己的器官，移植上别人的器官，这不仅是在肉体上打开了一个缺口，更是在深层次上触及了病人的价值观及其存在的理由（勒布雷东，2010：278）。颇为极端的例子是媒体报道②的一男子 2005 年做了阴茎移植，但时隔一年之后，因为妻子的极力反对，患者最后不得

---

① 对移植物主人"年龄"的想象在我的访谈个案中表现得很明显。有年老的移植者因为"肝源非常年轻"而沾沾自喜，也有移植者因得知"肝源不好，主要是太老，而宁愿再等下一个肝源"。在这些个案里，肝脏携带了它原先主人的年龄属性，成为判断其质量好坏的标志之一。

② 详见《南方日报》的报道，http://news.sohu.com/20060922/n245480534.shtml。

不切除移植物，做保守治疗。这个例子里有伦理的问题，但妻子反对的原因和该男子的心理负担正是因为将移植物不是作为"物"本身，而是被想象携带了其原主人的身份属性。我的访谈个案虽然没有这个媒体案例这么极端，但同样存在着对移植物的身份想象和文化排斥。

身体有"鬼"：刘女士的梦

刘女士是在丈夫的陪伴下前来复查的，苍白的面容尽显疾病对她的折磨。当我提出想对她访谈时，她显得有些惊恐，生怕见到生人似的。在其丈夫的鼓励下，她最终答应了我的访谈要求。她是2008年底完成移植手术的，至我访谈时已一年有余。从她当天的化验单来看，她的恢复情况并不是很理想，肝功能还没有回到正常的指标范围内。所以叹气、长时间的沉默成为这次访谈过程中很重要的环节。

说到当初移植的决策时，她说，她那时已经处于昏迷状态了，所有的决定都是她丈夫做的，手术前的签字也是她丈夫完成的。她醒来发现自己已经在重症监护室（ICU）了。她丈夫接过话茬，告诉我，移植时她才43岁，他们还有一个小孩上初中，不忍心看到她这么年轻，就面临着生命危险，小孩也就没有了母亲。考虑到家里的经济条件还能支撑手术和医药费用，就做主请求医生帮她联系肝源，完成了手术。

刘女士很感谢她丈夫的付出。她说如果没有她丈夫，现在她就不可能接受我的访谈了。但她自己也很明白，她恢复得并不好，除了化验单上或高或低的警示外，她说她总感觉身上痒，为此倍受折磨。她咨询了她的主治医生，医生建议去找皮肤科医生，但至今还是没有得到很好的治疗（我估计这大概是服用免疫抑制剂后的副作用）。说到手术后生活方式的改变，她提及了自己的睡眠问题。

> 我的睡觉很不好。现在好了一些。刚开始时，总是做梦，各种各样的梦，有的记得，有的忘记了。晚上做梦，白天就精神不好。休息不好，对我的恢复有影响。（沉默）有一段时间，我总梦见鬼缠身，有鬼找我。我老公就说我，疑神疑鬼的，说我胆子小。可能是因为这个（移植肝）吧。你也知道的。 （20101015 刘

女士）

她老公插话道：

> 你别听她瞎说，哪有什么鬼。那么多人做手术，也没听说有
> 什么鬼。她就是整天没事在那瞎想。不瞒你说，她还叫我去找人
> 帮她驱鬼。我是一辈子不信鬼的。也不想去找。看到她每天都那
> 样，也没办法。就找人做了（法）事。花掉了一些冤枉钱。
> （20101015 周先生）

刘女士反驳说：

> 怎么不管用呢。做了后，我就没怎么梦见了啊。现在也好了
> 很多了。（20101015 刘女士）

刘女士的梦和随之的驱鬼行为首先基于这样的一个事实，即当时
我国部分供肝来源于死刑犯的自愿捐献（黄洁夫，2007a：1011）。
中国的活体捐赠稀少，据中国肝移植注册网的数据，从 1980 年 1 月 1
日至 2013 年 11 月 13 日，中国肝移植登记例数为 25534 例，其中活
体肝移植例数为 1884 例，占 7.4%（这其中是否包括活体买卖器官
的情况以及占多大的比重，我们不得而知，详见第九章分析），见表
2 - 2。[1]

表 2 - 2　　　　　1980 年至 2013 年我国肝移植病例数

年份	移植例数
1980	1
1981	1
1982	1

---

[1]　详见中国肝移植注册网 https：//www. cltr. org，2013 - 11 - 13。

续表

年份	移植例数
1993	3
1994	2
1995	4
1996	6
1997	4
1998	16
1999	76
2000	196
2001	327
2002	672
2003	1239
2004	2413
2005	3064
2006	2879
2007	1939
2008	2316
2009	2254
2010	2194
2011	1908
2012	2056
2013（11 月 13 日）	1963

1978 年中国开展了首例肝脏移植。中国肝移植的发展大体经历了两个阶段，即起步阶段（1978 年至 1983 年）和发展阶段（1993 年至今）。从 1983 年到 1993 年的整整 10 年，肝移植基本处于停滞阶段。停滞的主要原因是移植者的存活时间较短，而花费较高，免疫抑制剂的副作用大。当时患者大多在术后 3 个月内死亡，存活时间最长者也仅为 264 天。20 世纪 90 年代后，一批出国留学的移植医生回到国内，在广州、武汉、天津、成都等地建立肝移植中心，肝移植在我

国才蓬勃发展起来（夏穗生等，2009）。从 1998 年到 2006 年，移植病例数大幅度上升，但到 2007 年，病例数从 2006 年的 2879 例陡降到 1939 例。

死刑复核权是指对被告人判处死刑的案件，由有权的人民法院进行复核，以决定是否核准死刑判决并执行死刑所应当遵循的权利。我国的死刑复核权经过了下放和回收的几经周折，最后一次变化是在 2006 年。2006 年第十届全国人民代表大会常务委员会第二十四次会议修改了《中华人民共和国法院组织法》，规定"死刑除依法由最高人民法院判决的以外，应当报请最高人民法院核准"。该决定自 2007 年 1 月 1 日起施行。这就意味自 2007 年开始，我国的死刑复核权由先前的部分省级高级人民法院核准统一收回到最高人民法院核准，这结束了长达二十几年的死刑复核权下放的形式，旨在贯彻我国"少杀、慎杀，防止错杀"的刑事政策和实现"尊重和保障人权"的宪法规定（黄卫华，2010）。这导致的直接结果就是当年判定并执行死刑人数的骤减。这样，我们就明白了为什么 2007 年器官移植例数急剧减少的原因，至少是部分的原因。[1]

刘女士很清楚，她的器官并非来自活体捐赠。因为活体捐赠按照《人体器官移植条例》（2007）的规定，只限于以下三种情况：活体器官的接受人限于活体器官捐献人的配偶、直系血亲或者三代以内旁系血亲，或者有证据证明与活体器官捐献人存在因帮扶等形成亲情关系的人员。[2] 所以，尽管医生没有告诉她器官的确切来源，她也能猜想移植到她身上的新肝极有可能来自于一个死囚犯的肝脏。这就是

---

① 另外可能的原因是如下文和第九章所言，2007 年我国实行了《人体器官移植条例》，限制了活体器官移植的范围，并在同年下发了《卫生部办公厅关于境外人员申请人体器官移植有关问题的通知》，限制了曾经一度在国内兴盛的移植旅游，以及实行了移植资质准入制度。2015 年 1 月 1 日起，中国全面停止使用死囚器官开展移植。

② 为了防止不法分子钻该法律空子而进行活体器官的买卖，2009 年卫生部下发了《卫生部关于规范活体器官移植的若干规定》（卫医管发〔2009〕126 号），对上述三种活体捐赠的情况做了进一步的限定。首先，配偶仅限于结婚三年以上或者婚后已育有子女的（以防止通过骗婚或假结婚以达到买卖器官的目的）；其次，直系血亲或者三代以内旁系血亲的情况没变；最后，因帮扶等形成的亲情关系仅限于父母和养子女之间的关系、继父母与继子女之间的关系。

说，"死人"一部分的器官进入了她的身体，变成了"鬼"缠绕着她，让她不得安宁。我们且不说驱鬼仪式是否真的奏效，但从心理安慰这一层面来讲，确实是起到作用了。驱鬼仪式后，她不再感觉有鬼缠身、也甚少梦见鬼的情况说明了安慰剂效应。

　　若进一步考察，刘女士梦见身体有鬼与中国人对死亡本质的理解相关。在中国大多数民族中，死亡并非像生物医学认为的是生命的消失，而可能是生命的另一种存在形式。《说文》所言，"鬼，人所归为鬼"。中国由于受到儒、道、佛等不同宗教和学说的影响，形成了比较复杂的鬼魂观和生死观。儒家较为重视现实生活，不轻易谈死，但也认为死亡是人的生命完整过程的重要一环。如《礼记·祭义》中指出，"众生必死，死必归土，此之谓鬼"。儒家认为对于鬼魂需要以礼敬之，祭祀成为儒家礼仪的主要部分（李申，2007）。道家强调顺其自然和修行成道，在道家这里，鬼和神两个分割的领域连接了起来（陶伟，2007）。死亡在佛教那里则变得阴森、恐怖。在佛教看来，死并不是人生的终结，只是暂时告别人生，因为生死是轮回的。今日的生，乃是上一世死去的再生，今世的死到来世还会生，人死后可以有天、人、阿修罗、畜生、饿鬼、地狱的六道轮回。如果人没有达到觉悟成佛的境地，其生死便会永无终期地轮回（徐宗良，1995）。在佛教看来，人在世和去世其身体—心灵、灵魂关系是不同的。活人的身心是统一的，而死后[1]则表现为分离，肉身化为泥土，灵魂脱离人的身体，变成鬼魂。这与笛卡尔所认为的活人的身心二元论不同。[2]

　　上述不同学说均在当下中国人的实践和观念中有所体现。祭祀行为、善有善报、恶有恶报的观念、对死亡和鬼魂的恐惧等依然成为人们观念和行为的一部分。而相信一些人（如事故、自杀、死刑等）死后变成厉鬼的文化想象不仅造成了移植者的心理困扰，实际上也是与器官移植的科学理念相违背，因为在移植专家看来，这些

---

① 人在睡梦中也被理解为灵魂与肉身的分离。
② 有关东方（中国）身心观与西方身心观的差异研究，较为代表性的著作有（汤浅泰雄，1990）、（杨儒宾，1993）、（周与沉，2005）、（黄俊杰，2002，2006）等。

意外死亡的人相对那些老者的器官可能更加健康，质量更好（Ikels，1997）。在这个个案里，我们初步看到了传统与现代两种力量的交锋。

躯体化

"躯体化"（somatization）是凯博文（2008）在研究中国人的抑郁、神经衰弱和病痛时提出的一个分析概念，意指个体和个体间苦痛通过一种生理疾病的习惯用语表达出来，包括在此基础上的一种求医模式。即个人经历的严重的社会和文化问题，通过身体的方式呈现出来，尽管缺乏确定的医学病理。在这里，身体调节着个体的感受、体验以及对各种社会生活问题的解释。25 岁的林先生在移植初期就表现出了这种身体体验。

2004 年 3 月，准备高考的林先生被诊断为结节性肝硬化。治疗这一顽症的唯一手段就是肝脏移植。在学校和亲朋好友的捐助下，2004 年 11 月，他在 G 市的一家医院（并非我所调查的 S 医院）接受了移植手术。回想当初移植时的感受，他说：

> 那时也没想那么多。人真的很奇怪，在那种情况下，在你做（移植）之前，你基本上就没想那么多，会出现什么问题，怎么样，怎么样，也不知道怎么回事，人的心理有时候很奇怪。想什么存活多久啊，出现什么情况，想器官啊。但手术完了，你躺在 ICU 病房时，你很自然就想这些了。可能做之前，人处于比较亢奋状态吧。很多东西都不去想它。你想的太多，只有坏处，没有好处。（20101027 林先生）

出院以后，一些莫名的感觉缠绕着他。

> 虽然检查的结果都还算正常，但老是觉得这里不舒服，不是痛就是痒。教授就说，有可能是器官不是你自己的，有可能还没真正融入到你的身体体系中去。很多人都有这个想法。（20101027 林先生）

　　但他并不这样认为，他一直认为是移植不成功导致的身体疼痛。尽管有种种的诉说，但医生做出判断的依据并非是病人的病痛叙述（illness narratives），而是依靠现代技术的化验结果。于是，林先生的病痛就被淹没在现代医学追求确定性和数字性的体系之中。对林先生的进一步访谈表明，他的身体病痛似乎和他的生活环境有一定的关系。他家住在一个偏僻的农村，哥哥就曾因为肝炎没有得到有效的治疗而离开人世。当他在高中被诊断为肝硬化时，父母更是悲痛欲绝。家里没有任何积蓄，依靠师生和亲戚捐钱完成手术。护士告诉我，即使在他手术时，他的父母也没有来照顾他。当我求证此事时，他说，手术时父母来看了他，然后就回去了。他说，让两个50多岁的人来照顾他，觉得心里过意不去，并且增加了经济成本，要吃要住，还不如请个护工划算。只是在紧要的时候他需要护工的帮忙，在平时他都独立地处理着学习、检查、复查的例行事项。我们可以想象一个20多岁的年轻小伙子，在被确诊患了恶性疾病，完全依靠他人救济，家庭却无法提供情感和经济支持的窘境。我们很难判断这种糟糕的生活处境与他身体莫名疼痛的直接关系，但很明显，这是一种难以承受的生命之痛。①

　　在我的访谈中，还有其他的个案诉说了各种难以名状的病痛，或者用医学的术语表达着身体的疼痛，但医学检查结果并没有相应指征，以致被医生和家属看成是他或她的"胡思乱想"。因为相对于"病痛"（illness）来说，"疾病"（disease）更易成为医疗实践的中心和主导。病痛表现为人的难以避免的患病体验：可怕的症状、苦楚与困扰。它是病人及其家人，乃至更广泛的社会关系，如何接受病患事

---

　　① 他并非是移植技术下的幸运儿，2008年，他被诊断出胆管狭窄并发症。同年10月，在一位社会爱心人士的帮助下，他又做了一次胆管衔接手术，但并没有好转。当我访谈他时，他的情况已经变得不容乐观，戴着口罩，脸色蜡黄，声音微弱，高挑俊朗的小伙子已经被病魔折腾得难以判断其实际的年龄。当得知现在唯一的办法就是重新移植时，巨大的花费成为一个难以逾越的困境。他也知道，第二次移植的生命风险比第一次更大，所以他向我表示，他会选择放弃。2011年4月的一天，一个在跟进这项调查的学生告诉我，他离开了人世。

实，带病生存，又如何应付和处理病患的症状以及由此引起的各种困苦烦恼。疾病则是医生根据病理理论解释和重组病痛时提出或发明的。比如，对于抱怨说过度饥渴、尿频、消瘦的病人，受生物医学训练的医生会找出证据（比如测量血糖、糖化血红蛋白等）来判断这个病人是否患有糖尿病（克莱曼，2010：1—4）。现代生物医学坚持所谓科学的原则，以"疾病"为核心，依靠统计学的技术以及对病人身体"凝视"的精确性，以形成关于自然身体的生物学洞察，而患者心理的、社会的和道德的病痛体验则被认为是掩藏真相的障碍（Kleinman，1995；Lock et al.，2010）。下文还将指出，在长期的医疗熏陶下，患者及其家属已经逐渐掌握了一些医学术语和数字表达，常常以医学化的语言参与到医患沟通中。

事实上，每一次的病痛，对于患者来说，既具有个人性，也具有非个人性。病痛的身体体验具有强烈的，甚至难以言表的个体性，但他们对病痛的"叙述性定位"（古德，2010）还受到临床遭遇（比如医生对疾病的诊断和治疗）以及他们所处的社会文化环境的影响。只有从民族志的角度收集患者的社会关系背景资料以及病痛的变化轨迹，这些意义才能得到真正的理解（克莱曼，2010：18）。其中，"病痛叙述"是一条研究患者患病经历的可能策略。在克莱曼（2010）看来，病痛叙述主要是针对医生提出的，它要求和建议医生引导患者及其家属讲出他们的患病故事，医生通过设身处地的倾听、转译和诠释患者的患病经历，以形成关于它们的微型民族志，目的在于让医生尽可能地了解（甚至发挥想象力去感知、感觉）患者的患病经历，并对自己惯常的解释模式做出反思，以寻求医患双方都可以接受的治疗之道。我们更强调病痛叙述的分析性力量，并把它作为医学人类学的一种研究方法加以倡导。患者讲述他们的故事，这些故事植根于他们的个体体验、临床遭遇，以及他们的家庭、单位和社区中。学者的任务就是在这些琐碎的、凌乱的、生活化的细节里展现病人复杂的生活世界，洞察出患病的文化意义，从而将个人的患病与周遭的社会文化环境连接起来，以达到对病痛苦难的整体把握。

对移植物的适应

相比于生理排斥，尤其是慢性排斥的终身性，对器官的文化排斥似乎并没有持续很长时间，部分患者很快就适应了这个"不速之客"。如果细分人们对移植物文化适应的原因，大概有如下几点。

首先，出于伦理和其他方面的考虑，大部分病人及其家属并不知道移植物的确切来源，包括捐赠人的性别、年龄、职业等。医生往往仅仅告诉病人肝源的质量如何。这虽然引起了部分移植者的一些幻想和猜测，但一些病人表示"反正也不知道，就不去多想了"。即使怀疑捐赠者为死囚犯，有病人表示：

> 犯人思想不行，不是说肝不行啊。（捐赠者的身体）肯定要化验的。或者你想，但你想到你生命，比起你生命，保大舍小。命肯定最重要了，这些都是小事。没有命，什么都没用嘛。人家说，那些犯人身体都挺好，二十几岁，三十几岁。医生说，一般情况下，这些人都是要抽血化验的。肯定没感染什么病。不然本身就有肝病，还移植什么呢。那样医院就不负责了。犯人枪毙前要抽血，这个作为大医院来说，我是相信大医院的。这个肯定要对病人好。不然你省鼎鼎有名的大医院，这样搞，人民的生命就没保障了嘛。

> 刚做后，前几个月，就经常看伤口。越来越久，就没什么了。现在好像没什么一样，好像平常一样，不当一回事。现在要定期复查。我没有想到供体之类。刚做时，有些不舒服，我也有想象，是不是移植得不好啊，还是怎么了。移植后一年时间里，一般身体或多或少都有些不适应。精神，各方面。我当时全身发黄，眼睛也发黄。黄疸都50到60，精神面貌很差，不是很正常。那一年有点浮肿。几个月后，现在看起来就很正常了。（20101018 古先生）

张女士这样说她的适应策略：

　　那个伤口，肚皮好像死了一样，没感觉的。肝源我没去管的，听说很年轻的，很健康的，就是这么说。怎么来的，我不知道，知道了太多，也不好。我想到，它不是我自己的肝啊，只能祈求它与我和平共处啊，好好生活了。（20101101 张女士）

　　其次，病人有意对肝的"物化"，即消除肝的主体性。就像一个病人说的："它就等于说是架在机器里面的一个零件啊。只要它运转，正常，维持机器的运作，就可以，就不用考虑太多了。"（20101027 孟先生）这位病人的观点已经差不多接近了上述笛卡尔的身体机械观。

　　上述72岁的郭老伯在谈到他的器官适应时说：

　　有些人，素质比较低，思想，总是想到身体有鬼，思想想不开。老是想，身体里是别人的，不知道什么时候会作怪。对我来说，这都无所谓的，都是废物利用，你死了，都烧掉了，科学化，你死了，还能救活别人啊。我都经常开玩笑，没什么负担。我做手术之前，医生问我有无顾虑，我说我毫无顾虑。我把身体交给你，你能救活就救活，救活不了，我跟你讲，你能用的，就把它挖出来，包括角膜，然后，你把它缝好，火化就行。人死了，都没有用了，还保留什么呢。你拿出来，在医学上做出贡献、研究，对人民有利嘛。死了，都化为粪土了，都还有什么上帝不上帝的。我都交代医生，都写好好的。我和老婆，儿女都说了，你们都不要紧张。（20101008 郭老伯）

　　这个个案里，郭老伯将移植的器官看成"废物利用"，死亡意味着身体化为"粪土"，这算是对身体最为彻底的"物化"了。我在观察医生和移植病人的互动时也发现，医生极力地劝说病人"要将器官当作一个小零件，不要想得太多。""它进入你的身体，就是你自己的了。"对移植物的"物化"或者"客体化"，将其看成是治病的"原材料"，这无论是移植者主动的意识，还是移植专家劝说下的结果，都意在消解那些有关移植物携带其原先主人的性情倾向的文化认知，使得他们能较快地适应这个外来物，让其融入自己的身体里（Sharp，1995：369—371）。

最后，在生与死的衡量中，肝的来源问题已经不会成为病人考虑的重要事项。肝移植，是终末期肝硬化和肝癌的首要选择。我的访谈个案告诉我，选择移植是"不得不的行为"；"要么移植、要么等死，只有两条路"；"我的想法，病已经是这样了，你怎么样都好，你不相信科学，你不相信现代医学，你靠自己的身体能力，是比较渺茫的"；"哪有怎么想啊。你说你不做，那就没有命了嘛"；"没办法啊，你不做，你就几年后，三年，五年，最多五年。2002年假如不做，估计也就是五年左右，或者三年，没办法，就死掉了。"诸此种种。

一位女儿这样诉说她母亲当时急切想结束住院的生活：

> （肝源）这个不是很清楚。他们也没跟我们说。只是告诉我们大概什么时候做。她是很想赶快换掉。她听医生说得很好。她反正现在是每天住院，每天住院，回家两天，又出来，又住院，所以她很烦。说换了就会好一点。她还想尽量换。什么时候有，就赶快换。还催医生，什么时候有，什么时候有。让他们赶快换。天天住医院，都没怎么回家。年三十回家，年初一又回来。她住院都住怕了。所以有的话，可以好一点，不管怎么样，就要换了。（20101022 黎女士）

就在移植者的身体上，我们看到了传统的文化力量和现代的科学力量的较量。身体成为它们竞争的场域。一方面，病人和家属都相信"科学"，认为科学是挽救其生命的唯一途径；但另一方面，有关身体和器官的文化想象又形影相随。当然，竞争的结果可能是科学的力量占据了上风，因为面对生与死的选择，面对生活质量的或许提高，移植病人的文化排斥相对于生理排斥的终身性要短很多。但有关身体的传统文化认知可能是潜藏在身体里的，当一切恢复良好时，它不会犯上作乱，但当身体出现异样时，这个力量又可能重新抬头。

在上述颇具矛盾的身体体验中，我们看到的不是单一的文化在身

体上的折射，相反，可能是多重力量的交汇和角逐。产生于 17 世纪
欧洲的现代性所带来的全球化、科学的至高无上，传统由专门知识所
代替等制度效应，已经弥散到世界各地（吉登斯，2000）。在这股力
量里，身体被去魅化了，它不再变成被宗教束缚的产物，而被比作一
台机械，看成是科学研究的对象。或许现代医学家秉承了身体的现代
观，但在中国的普通民众里，传统文化似乎并没有完全被专业的权威
知识所取代，它依然在人们的心智里占有一席之地。

在这一章，几个个案故事向我们展示了身体作为生物性和社会文
化性的共同存在所表现出来的对新的移植物的抗拒和适应。在生物性
方面，移植物触发了身体本身的防御功能和破坏了身体原有的系统整
体性，导致出现难以克服的生物排斥反应和并发症。用一位患者的话
说，就是"修好了这扇门，那扇门又坏了"。在文化方面，更换身体
零部件逾越了人们观念中身体的既有边界，新的移植物作为他者的器
官，携带了他者的身份属性，模糊了自我与他者的边界，使移植者处
于内心和文化的冲突和危险境地。通过隐瞒实情、"物化"器官、权
衡生死，移植者又在时间的流逝中逐渐适应着这个外来者，期待与之
和平相处。

器官移植的实践，使得自我与他者、自然与文化、生与死、传统
与现代的既有人类学框架不再那么泾渭分明，而是变得模糊。自我里
常驻他者，"移植者在自己身上感受到一个陌生的存在和另外一个人
那挥之不去的痕迹，他自己的一部分消失了"（勒布雷东，2010：
277）。人们体验着因这个外来者的入侵而带来的危险和认同混乱。生
与死也非截然对立，自我的生命依靠他者的死亡，而移植就成为人们
抗拒死亡的最后手段。身体的自然性（生物性）与文化性交织在一
起，已经很难分清哪些是生物的反应，哪些是文化排斥的"躯体化"
过程，尽管我为了分析的需要，将它们分开来叙述。传统与现代也非
截然分开，而是矛盾共存，共同投射在移植者身体上。

第 三 章

被管理的身体

如果说身体的抗拒表现了身体的主体性，那么在另一面，身体却处于监督管理之中，成为被规训的对象。移植者并非像其他的普通病人那样，能够轻易地抹去病人的身份，重新回到既有的社会生活中扮演他们原先扮演的社会角色。尽管常人也面临着这样那样，或者如福柯（2010）所言的"毛细血管般"的权力规训，与之相比，移植者面临的首先是持续的医学规训。在"健康""康复"等名义下，移植者的后移植身体被终身地纳入现代医学的管理之中，其病态的身体和病人的身份在这种规训中被不断地再生产出来。

在本章，我将侧重从身体管理这一角度分析移植者的后移植生活，既分析身体管理的来源，也分析这种管理下的社会后果。管理首先是外在的，比如来自医生、家人的管理，但身体也会内化这些管理的话语，把其作为身体习性的一部分。移植病人不折不扣地扮演着帕森斯（Talcott Parsons）所谓的病人的义务角色，即病人具有尝试祛病的愿望以及应该寻求技术上适当的帮助和与医生的合作（转引科克汉姆，2000：146）。其结果不是实现病人康复的权利，而是限制了病人的社会空间。身体在移植病人那里，更多的不是能动的主体，而是社会互动的限制对象。

时间表

"一个药盒，装上一天的药量，再加上定时的手机闹钟，对我们移植病人来说，这是必需的。"一个被访者表达了他余生的基本生活规律。移植病人和普通病人不同。普通疾病，尤其是急性疾病，在得

到医疗救治后，病人很快就能实现身体的康复，移植病人显然是一个
慢性病人，对他们的治疗很难达至这种立竿见影、药到病除的效果。
移植病人需要终身吃药，并且是定时定量地吃药（有的还需要注射药
物）。这些纷繁复杂的药品，最主要的是免疫抑制剂药物。由于要将
身体的免疫力控制在合适的程度，所以吃药成为这些病人每天的必需
事项。这就意味着，吃药太多或太密集，药品的毒副作用会太大；药
吃得太少，或两次吃药间隔时间太长，又达不到抗排斥的效果。从时
间上说，一般要隔 12 个小时吃一次药。多数病人是早上 6 点或 7 点
吃一次，晚上 6 点或 7 点再吃一次。术后一年左右的病人，闹铃就成
为随身的必需，而对术后几年的病人，定时吃药已经成为他们身体反
应的一部分，或者说有了身体的习性，他们已经形成了按时吃药的
"生物钟"。一位网友在中国器官移植网的论坛求助中列出了他父亲
移植后的用药情况。① 他或她父亲移植后，出现了高血糖和高血压等
多种并发症。下表是病人移植后一个月内的服药情况。

表 3 - 1　　　　　某位移植者手术后一个月内用药情况表

服药时间	药名及用量
早 6 点	普乐可复 3.5mg
早 8 点	骁悉 750mg（3 粒）；优思弗 250mg（1 粒）；甲泼尼龙 8mg（2 片）；伏立康唑 50mg（1 片）；奥美拉唑 20mg（1 粒）；降压药（1 片，硝苯地平或者福辛普利）
中 12 点	优思弗 250mg（1 粒）；复合维生素 1 粒
晚 6 点	普乐可复 3.5mg
晚 8 点	骁悉 750mg（3 粒）；优思弗 250mg（1 粒）；伏立康唑 50mg（1 片）；替比夫定 0.6g（1 粒） 福辛普利 1 片
晚 9 点 30 分	阿司匹林 1 片

　　表 3 - 1 列出的药物中，单就种类来说就达 10 余种，假如普乐可

---

　　① http://bbs. transplantation. org. cn/forum. php? mod = viewthread&tid = 16141&highlight = % D3% C3% D2% A9，2011 - 1 - 12。

复（目前药物市场上流行的抗排斥药物）按每粒 0.5mg 算的话，那么该病人一天服用的药物共 33 粒（片）。怪不得有病友戏称自己为"药罐子"了。上表也告诉我们，该病人一天有 6 次吃药时间，为防止药性的混杂带来的影响，病人必须在医生的指导下分开来服药。所以当常人还在凌晨 6 点做美梦时，他就已经开始这一天的第一次吃药了。对于抗排斥药物（如上表中的普乐可复、骁悉），病人一般药前 2 个小时不能进食，药后 1 个小时才能进食。所以这就意味着他只能在晚上 9 点左右才能吃饭。正如我的一个访谈个案所说的：

> 现在吃普乐可复，医生说提前两个小时不能吃东西，我就没吃了，一点水都没喝。吃药过一个小时才能吃东西，所以晚上 7 点才能吃饭。早上就定个闹钟，6 点吃药。吃完再睡下觉，6 点半散步半个小时。（20101015 潘先生）

当问及当前的困难或者有什么建议时，很多病人表示"要是不吃药就好了"，"吃药是个头痛的事"。一些病人在移植之前很清楚自己将来要面临的吃药生活，但也有病人想当然地认为移植后就会如同常人，不需要每天再在吃药、注射、诊疗的痛苦中度过。

赖先生是广西人，54 岁，曾经是一名出租车司机，家有 3 个女儿 1 个儿子，其中两个小孩仍在读书。1989 年，他在一次体检中被发现携带了乙肝病毒。到 2002 年、2003 年的时候，检查显示他已经从乙肝病毒携带者转变为乙肝病人了。这时他主要吃了一些护肝的中药和西药。一直到 2006 年，疾病严重起来，他小便很难排解、牙龈出血、腹胀，不得已在当地的人民医院住院。后来在朋友的建议下，转院到我所调查的 S 医院。

在 S 医院住院一个月以后，情况已经大为好转，他带着一些药出院回到老家。但好景不长，2007 年 10 月份，牙龈又开始出血，吐血，出现黑便。没办法，他又住进当地医院，接受输血。但两三天过去，病情还是不见好转。赖先生的大女儿把她父亲的情况告诉了他曾经在 S 医院的主治医生，医生说，这种情况，要立即来 S 医院，地方上的小医院是没法救助的。于是，赖先生的家属请了当地医院的救护车直接将他送到了 S 医院。住院两天后，医生告诉他，他这种情况，需要做移植手术，否则有生命危险，因为血管出血太多。回忆起当时的移植决定，他说：

> 我们对肝移植了解不多。我当时想，做了肝移植后，所有的问题都没有了。我就是这么想，我不了解肝移植的详细情况。我家属、弟弟、女儿都说，要相信教授，齐教授、李教授他们。他们说要做，我们就同意做。说老实话，我以为做了肝移植，就什么问题就没有了。我还没了解到，做了肝移植后，还要吃药，每个月要打针。以为一切都好了，现在是终身吃药。（20101013 赖先生）

他现在需要每天吃 4 毫克抗排斥药，每个月还要"打三针屁股针"，即 10 天注射一次乙肝免疫球蛋白（一种防乙肝病毒入侵的防疫制剂），五六百元一针。说到现在的吃药打针，他感慨地说，"现在每天吃药，都是命定的，没办法"。

> 每天晚上 11 点半就睡觉，早上 6 点起来吃药。吃了就再睡觉，再睡觉 1 小时。中午又休息 2 个小时。吃药的时间是晚上 8 点，早上 6 点。我手机上搞个闹钟，到时就叫我了。早晚都有散步，早上 8 点吃了早点，就去散步，有时去市场去买菜之类的。（20101013 赖先生）

在上述的几个个案里，我们已经很明显地看到，福柯（2010：169）所言的时间表的三个主要方法——规定节奏、安排活动、调节重复周期，都在移植病人的后移植生活里体现了。在规定的、几乎是精确的时间内，移植病人们日复一日地重复着他们的例行事项。与其他常人的时间表不同，它是围绕着药物开展的。身体也是在药物的调节下运转的，药物成为身体的必需。有的病人哪怕是忘记了一次吃药，或者不确定是否吃药了，也要联系医生请求他们的帮助，生怕因为自己的疏忽而招致严重的后果。

我们需要追问的是，病人为什么需要听从医生的安排和管理，信任医生，表现出较高的依从性呢？

其一，接受管理，实际上是一种自我约束的道德实践，这种实践让患者感觉自己是好的、听话的病人，这也是病人角色所赋予患者应尽的义务，或者说对患者的期望，即患者需要听从医生的安排，积极接受治疗，以尽早出院，减少医疗费用，回归日常的生活。

其二，正如下文所言的，移植意味着高额的费用，移植是在整个家庭甚至更广泛的社会关系支持下完成的，这使得患者背负着极大的道德责任，他们不能，也不应该因为自己的疏忽大意、情绪抵制而出现人为的病情加重。

其三，医生作为一种职业，需要长时间专业化和抽象化知识体系的培训，因而医生与病人之间造成了一种知识壁垒（knowledge barrier）。知识的不对称造成医生与病人之间地位的不对等，容易形成医生的权威和病人的依赖，也加强了医生干预和控制他人行为的能力。面对器官移植这种高端的医疗手术，病人及其家属更是束手无策，几乎完全没有和医生"讨价还价"的能力。因而，信任和依赖成为无奈的选择。在福柯（2001）看来，医生的知识（专业化）已经转化为权力，或这种知识本身就是权力，专业知识的话语加强了医生干预和控制他人行为的能力。我们需要指出的是，医生与病人之间的这种关系，是建立在病人对抽象性的专家系统信任基础上的。也就是说，病人对医生的信任，不是对某个医生的信任，而是对医生作为一个职业或者说一个专家体系的信任（吉登斯，2000）。所谓"专家号"的紧缺可见一斑，尽管这种信任体系在当下中国或许不尽如人意。

活在数字里

一般来说，对于移植后一年的病人来说，需要每一个月去医院复查一次；第二年，可以每2—3个月复查一次；而后可以半年复查一次。在平时觉得身体发生异常时，也要及时到医院检查。他们成为医院的"常客"，甚至对科室的每个医生的基本业务也了如指掌。这也是我在医院调查的几个月时间里经常碰见先前的被访者的原因。在S

医院，由于医院是在每周一、三、五三天上午抽血化验移植患者，所以这三天的上午前来复查的人就很多，其他时间寥寥无几。在复查中，检验指标的数字高低成为医生和病人讨论的焦点，医生也会根据这个复查结果来为移植者调整药物用量。

69岁的张女士穿着时尚，性格外向，很爽快地答应了我的访谈邀请。她是2009年5月做的手术，源于肝硬化（她后来才知道其实是肝癌，家人为了减轻她的心理负担，当时没告诉她）。回想起当初的手术，她说她是不想做的，和其他病例手术前糟糕的身体状态不同，她感觉自己手术前身体越来越好了。她兴奋地告诉我，这得力于一个朋友教她的气功。

> 做手术之前，我春节都在医院，病情很严重。后来我一个朋友，要我学这个气功，她还给我发功。连续几天都练，练了一个多月，真的奇迹出现了。我身体恢复得很好。在这个医院，医生都说，医生说我一天比一天好，越来越好。我自己感觉到我好了很多。我当时就想，希望要是能这样下去，我继续练功，是不是能不做手术了呢？但我儿子还是不放心，还是要做，怕错过这次机会了，因为他知道我的病因（肝癌）嘛。他坚决让我做，那做就做吧，大不了死在手术台上。没想其他什么的，当时心里很平静。我做手术，完全没有思想准备。我身体好点，我就请假回家，没住在医院。要是检查，打什么针，我就回来。那时身体还行，所以做这个手术，身体才能承受。（20101101 张女士）

手术前她曾经出国生活了三年，但因为国外的医疗费太贵，又没有医保，所以又回到国内治疗。手术后，她还继续练气功，恢复得很好，心态也不错，肝功能也正常。她说她现在生活很充实，除了经常光顾医院外，还出去旅游、逛街之类。今年就去了上海、桂林、新疆等地旅游。但从新疆旅游回来后病情就变得糟糕了。

> 我去新疆那里，吃那些东西不好，吃羊啊，吃辣椒啊。你不能不吃啊，他们都是这些东西。我已尽量不吃那么多，羊，牛

啊。其他什么东西都是辣啊。这样，回来后，肝功能就不正常
了。求救医生后，肝功能，降下来，两天后，我来复查，有一
项，以前是 100 多，就正常了，有一项降到一半。再隔一个礼
拜，再复查，原来 225，降到 114，再来复查，降到 60。我后天
还来做 B 超，来抽血。（20101101 张女士）

　　和她一样，很多病人已经能自己阅读和判断那满是符号和数字的
化验单，而数字的升降就意味着他们身体状态的变化，他们会为突然
的指标升高而焦虑不堪，不停地问医生怎么办，也会为数字的平稳而
欣喜，和我分享他们移植后较好的生活质量。所以，在一定程度上
说，他们是活在数字里的。
　　身体及其对象，在现代医学下不再是一个功能复杂、难以厘清、
难以陈述的混沌对象，而是变成如特纳（2000：97）所言的"可以
精确计算的客体"。医生所学习的，就是在混沌、模糊的身体状态中，
看出特定的结构（古德，2010：110），实现身体质与量的精确性。
于是，指标及其相应的参考区间就成为身体状态很重要的判断依据。
相比之下，病人的其他陈述都变得多余，或者是混淆视听。医生与病
人的对话也聚焦于指标和数字，数字的升降成为疾病变化的指针。相
应的，病人及其家属如果还是一味地强调自己的身体感受（即前文所
言的"病痛"），而不把目光转向化验单上的数字，那么就和医生无
法交流了。因此，更准确地说，病人是在现代医学和医生的诱导下活
在数字里的。否则，他们就无共同语言，所谓的医患沟通也徒有
其表。
　　在 S 医院，当病人来复查时，首先接待他们的是科室护士。护士
并不能诊治他们的疾病，或者给他们实质性的建议。她能做的，就是
开具化验申请单，让病人去指定的科室做检查或化验（血常规、肝功
能检查、抑制剂浓度检查等）。一般来说，病人早上 8 点左右来到诊
室，待各项检查都做完后，顺利的话，大概 10 点到 11 点就能拿到化
验和检查结果（假如当天病人多，可能还得预约，比如 B 超预约的情
况就比较多，这就意味着有时候病人当天并不能完成检查）。然后，
他们拿着化验结果去找他们的主治医生。医生和病人没有多少交流，

病人首先做的，就是递交当天的检查结果，而医生则快速地看其检查单上的数字（检查结果比较参考值的高低在检查单上都明显地以"↑""↓"标明出来了）。根据这个结果，医生才会给出进一步的建议，如保持或者增减药量，说些鼓励的话，或者要求再观察一段时间。以下是一位医生和病人的对话：

> 病人：×医生，这次结果还是有点问题啊。
> 医生：（拿过化验单）嗯，稍微有点高，关系不大，保持这个药量一段时间，下次检查再看看。
> 病人：我还是和上次一样开药吗？
> 医生：先这样吃着，观察一段时间。
> 病人：哦，那行。什么时候不吃这么多就好了。
> 医生：那得看你的检查结果啊。你还是不稳定。（20101105 YH）

上述简短的对话中，我们已能看出医生和病人关注的焦点都在检查结果上。病人说自己"还有点问题"依据的是化验单的数字。医生判断其恢复好坏以及对药物的控制也是根据这个化验单做出的。"不稳定""有点高"不是身体本身，而是身体在指标数字上的呈现。"你还是不稳定"更是透露了把数字的稳定性不仅指向身体，还指向了病人。个体的身体在生物学也在统计学上被标准化和量化，所谓正常实际上就是统计学上的均值，当数字处于参考标准范围内被认为是健康的，也是正常的，而偏离则意味着身体的异常（Lock et al.，2010）。身体和病人在现代医学里转化成为数字，这成为医患之间讨论的焦点和共同的语言环境。

这一点与图姆斯（2000）的医患关系研究稍显差异。图姆斯的观点强调了患者和医生分割的世界，患者更注重作为活生生的身体体验，而医生则更关注临床数据的客观性。也就是说，医生在自然主义和科学的态度下抓住实在的本质并按照某些客观的描述来反映这一实在，这种客观的描述将准确地刻画事物本身的特性而排除个人对它的体验。这一观点，对急性疾病或许是适用的，因为病人还来不及"消化"专门的医学知识，所以以自身的体验诉说着病情。但对于慢性病人来说，在长期与疾病和医生打交道的过程中，他们已经渐渐地学会了医学的术语和符号，用它们来呈现自己的身体，和医生一道共同建构作为符号和数字的现代医学，而自己的主观体验却可能淹没在客观的、数字的疾病描述之中。① 在这个过程中，我们发现，人的形貌被去除，取而代之的是齐整的测度——数目、线条、记号、编码、索引，在此基础上，现代经验趋于抽象（奥尼尔，2010：13）。

自我管理

在肝脏门诊里，我的关注对象是做过肝移植的病人，而非普通的肝病患者，尽管对后者的研究也很重要，但并非我此次研究的重点。但哪些是普通的患者，哪些是肝脏移植病人；哪些是病人家属，哪些是病人本人，着实难以区分。所以我这里要特别感谢那位亲和的护士，在起初，是她帮我"甄别"出要访谈的对象，然后我才会提出访谈邀请。她在这里工作两年有余，对很多病人的基本病情都很清楚，甚至知道手术背后的一些故事。

但我渐渐发现了一个似乎明显的标识，就是那些戴着口罩前来复诊的病人多半是移植病人。并且，我用这种方法去判断，屡试不爽。原来这和他们特殊的身体有关。前文已提及，身体本身具有免疫能力，用于识别和消灭外来侵入的任何异物（病毒、细菌、移植物等），以达到保护身体的目的。而器官移植则明显地逆身体免疫力而动，移植一个外物以替换身体内的某个器官，这就需要降低身体的免疫能力，才能接纳这个外来者。其结果是，虽然原身体和新器官能够共处，但低免疫力的身体却成为了病菌攻击的目标。频繁的感冒、发烧让他们担心不已，他们害怕因小痛小病而伤及了那好不容易融入的新肝。于是口罩成为了一些移植病人的随身品，尤其是在像医院这样

----

① 这也是我刚开始调查这一主题时碰到的问题，即我听不懂病人在说什么。当我问一个很生活化的问题时，他们也能用医学的术语和符号，甚至是简称来回答。不得已，我只好停顿了若干天，开始学习器官移植的基本程序、手术过程、药物名称等等专门知识，创造和患者以及医生谈话可沟通的语境。

病菌滋生的公共场所，他们更需小心谨慎。下面我通过一个个案来说明这一点。

我是在门诊室门口见到黄先生的，他背着很大的旅行包正要离去。我向他提出了访谈邀请，他说没问题，因为刚做完检查，现在要等检查结果。其实向他提出邀请，我是犹豫的。他虽然戴着暗红色的口罩，罩住了大半个脸，但依稀能看见他年轻的面孔，估计也就三十几岁吧。很难相信这么年轻的小伙子就要承受移植之痛。我的判断是对的，他确实是一位移植病人，33 岁，在澳门一家博彩公司上班。上大学时，他已经被诊断患有"大三阳"，但当时并没在意。2001 年大学毕业工作后，饮酒、熬夜都是经常的事。很快他就从乙肝病毒携带者转化为乙肝病人了。皮肤黄、视力差、肝功能不正常，但还没有发展成肝硬化。医生告诉他，他的病早晚要转向为肝硬化，得通过移植手术治疗。他想到晚做不如早做，于是动员亲戚朋友寻找肝源。结果在上海的一家医院找到了配型合适的肝源，他就在那里完成了移植手术。但由于工作地点离上海较远，出院后的复查就到了我所调查的 S 医院。

虽然移植已有几年的时间，但黄先生的恢复还不算很理想。现在每个月的药费还需要 1 万多元。抗排斥药，尤其是普乐可复吃得也很多，每天需要 3.5 毫克，这一项一个月需要 7000 多元。他说：

> 这个吃得多，抵抗能力很差嘛。所以你看我戴口罩，就是在医院的时候。上个月有发烧。有的时候感冒也很难避免。我只是在注意，有时候跑步，也会感冒发烧。其实，就是尽量去避免。吃的方面，个人自己卫生方面多注意一点。（20101018 黄先生）

身体本身的保护功能由于医学手段被消减了，那么患者就需要用外在的保护措施来稍微弥补内在能力的不足。"口罩"只不过是他们自我保护的一个策略而已。移植彻底改变了他们的生活方式，让他们左右为难：一方面，病人需要增强抵抗力，来抵御病菌的侵扰，或是恢复体质，慢慢摆脱那大病初愈的状态；但另一方面，为了容纳新的移植物，那些增强抵抗力的"进补"饮食或者运动，都需要谨慎处理。因而，清谈的饮食、合适的散步、适当的睡眠以及平时的个人卫生，等等，成为他们自我管理的一部分。

器官移植作为一次特殊的生命历程，或者说是一次生与死考验下的经历，总是让病人刻骨铭心。移植尽管带来诸多的不便，但也给了他们"第二次"生命。一些病人在说自己生日时，不再是自己呱呱坠地的那个日子，而是手术后重生的日子，他们不再是几十岁的中年人或老人，而是几岁、十几岁的新人。手术后，他们对生命的珍惜和对健康的重视提高到了从来未有的程度。上述72岁的郭老伯语重心长地跟我道出他移植后的最深感触：

> 我最大的体会，就是有个小说里面说的一句话，人的生命只有一次而已。这句话，我体会最深。平时不太注意保养身体，到今天想到身体，太重要了。我经常用这句话去和同事、青年人交流，你们现在不注意身体，你们到时会有很多体会的。你们不要到那时才体会到人的生命只有一次而已。人到青年不太珍惜自己的身体，感到无所谓。
>
> 我现在就批评一个青年人，喝喝酒，醉得不得了，胡说八道。糟蹋自己的身体。我就经常说他，你不到时候，你到时候就会知道健康的重要性。你可以活100多岁，弄不好，50、60岁就死了，多可惜啊。活不到别人三分之一的年龄。人前半辈子不断辛苦劳作，到最后要享受时候，享受不了。我一个58岁同事，走了，癌症。我去看他，他说，老郭，我不行了。抽烟太厉害了，一天两包。我早早就告诉他了，不要抽这么多，糟蹋自己。最后他要死了，58岁。我说我平时就告诉你了啊，你抽烟抽烟，咽喉癌是抽烟引起的嘛。
>
> 过去，我都不太注意，就一直在工作，白天在海上（作业），压力很大，不太考虑自己的身体。我一个人要负责很多事情，所以很难照顾自己身体的，我晚上都很少睡觉，到最后，就弄到肝硬化。（20101008 郭老伯）

郭老伯后悔当初对身体和健康的轻视，以至于虽然他很早就被检查出了携带乙肝病毒，但也没有引起足够的重视，继续从事高压力、少睡眠的工作，当最后被告知只有移植才能救其一命时，方知生命的可贵。当他想把这些体会告诉那些依然糟践自己健康的年轻人时，似乎并没有收到理想的效果，因为对于那些年轻人来说，他们还没有经历过生与死的考验，还不能完全体会生命和健康的重要性。

假如我们只把这种对生命的珍惜理解为个人求生的本能，那至少是部分地误解了病人的心态。因为考虑到巨大的医药费用，病人往往自己不主张移植（害怕人财两空），是亲人们的坚持才最终完成了手术。也正是如此，对健康和生命的珍视，在他们看来，不仅是为了自己，也是对家人负责。

家人管理

移植后的身体不仅是自我管理的对象，也会成为家人监管的焦点。器官移植手术虽然作用在患者身上，实际上，从开始的移植决策，到手术的知情签字，到筹款，到后期的日常护理，几乎完全是家庭（或者更扩大一点，是亲戚朋友圈）一手操办的。与西方社会强调个人自主性不同，在中国，家庭、社会成员之间的相互关系具有比自我决定更高的规范和道德意义，家庭也是最自然、最基本的社会单位。以手术之前签订的知情同意书为例。知情同意书产生的目的在于彰显个人的自主权和自我决定权，但这一制度一经介绍到中国，就成为家庭的知情同意，往往是家庭商量后的决定，并且还存在着同意书上生物医学的术语与病人及其家人生活经验用语之间的差异（Marshall，1992）。在移植案例里，一些病人在手术之前已经处于昏迷状态，所以手术决策等事项就完全交给了他或她的家人。51岁的卢先生向我回忆起了当初移植的决定。

卢先生是2009年5月份完成移植手术的，现在是一家银行的保安。1992年，当他退伍回来3年后，就检查出了乙肝。他为此感到很困惑，因为当兵是有身体要求的，他当兵期间身体一直很好。发现乙肝后，做了一段时间的保守治疗，中西药、打吊针之类，但效果不明显，反而因吃了太多药对肝脏造成了损伤。2009年初，他被检查出已有肝硬化症状。他感觉脚浮肿、变形，关节很痛，睡眠质量也很差。在一个堂兄（也曾经做过移植手术，但一直隐瞒，直到卢先生告诉他自己病情后，其堂兄才说出自己早些年移植的经历）的介绍下，来到 S 医院。回忆起当时的移植决定，他说：

> （医生）下午四点多钟告诉你，说有肝源，问你要不要，如果你要，钱多少，今晚几点钟到，你做好准备。我问他多少钱，说几万块钱，问你要不要。说给你一个小时的考虑时间。我跟家里人商量，跟我弟弟（商量）。他说反正你在这里（住院）等得发慌，干脆要了，贵就贵一点啊。光肝源 14 万块。（20101025 卢先生）

卢先生告诉我，他爱人对他很好，他开始时考虑到花费太高，不愿意移植，是在爱人一直支持下做的移植决定。其实在移植决策之前，家里已经开始筹钱了。

> 40 多万。借亲戚朋友的，自己哪有那么多钱。做之前，我就了解过，大概需要多少。医生刚开始没讲真那个数据，他说 30 多万，我凑出那个数。后来一搞，40 多万，超出 10 万多，搞得我很狼狈。我再向他们借啊。现在还欠差不多 20 万。有些人家送给我的，不想你还的那种，我小舅子啊。（20101025 卢先生）

这个个案里，卢先生的移植决策、筹款等事项是在亲属和朋友商量和帮助下完成的。如果没有家人和朋友的支持，每月工资只有1000 余元的保安工作很难支撑他高额的手术费用。卢先生手术后，生活方式变化很大。护士告诉他，一般红肉，比如牛肉不能吃，鸡肉、鱼肉、瘦猪肉可以吃。他说，他的一个病友，不顾医生护士的建议，专门买牛肉吃，他觉得这个病友是对自己身体和家庭不负责任。

> 我肯定就注意了，你自己花那么多钱，你肯定要听医生护士讲的啊。我老婆也问医生很多饮食方面要注意的，回去就烧什

么。以前什么都吃，不讲究，现在注意多了。反正，她懂得好像比我还多，她烧什么，我就吃什么。（20101025 卢先生）

上述广西的赖先生在饮食方面也很注意。

> 移植后，吃的东西就改变很多。吃的东西要清淡一点，青菜要吃多一点。其他羊肉啊，海鲜啊，都不能吃。家里煮的，要是煎炒就他们吃，我就是清淡点，水煮的我就吃。蒸排骨，淡一点，我就吃。（20101013 赖先生）

他的大女儿管理着他的饮食。在谈到父亲是否感谢她的照顾时，这个女儿诉说着她的为难：

> （她移植的父亲）哪有感谢我，每天都被我管，管吃、管睡，每天都要唠叨。他吃那些药，不能吃肉，他又很喜欢吃肉，他禁不了口的。不能吃太多肉，增加内脏的负担。煲汤，他也喜欢喝汤，就煲一些清汤给他喝。一起烧，烧清淡一点。都吃清淡的，现在清淡的比较健康。以前我们家吃的菜是，先把锅烧热，放上油，把油烧开，把菜扔上去，炒，大火炒，放盐放油。那是以前的，现在是先放一锅水烧开，青菜烫着吃。我们没有分开做。（20101013 赖先生大女儿）

上述几个个案显示出了患者的身体不再是自在的身体，出于"健康""遵从医嘱"的考虑，他们在自己管理身体的同时，也被家人管理。这些管理，主要是饮食管理。正如莫斯（2008）所言的，饮食是一项基本的"身体技术"。饮食在这里不仅是一项基本的生理需要，或者说"填饱肚子"，在移植者的饮食菜谱里，还隐含着医生的嘱托和对"健康"的追求，家人只不过是这种医嘱话语的践行者。吃什么，不吃什么，吃多少，都变成了一种医学权力下的道德压力。这里隐约可以看到饮食方式作为家庭政治的一种表现途径（特纳，2000：264），病人和家人的关系，似乎冲淡了既有的亲属制度，如个案中的夫妻关系、父女关系，而统一到类似孩子和母亲关系一样，病人成为被管理和照顾的对象。

管理的社会后果

当一位被访者主动撩开他的上衣，让我看他的移植刀口时，我差点被吓着了。那是一条差不多有一尺长的曲线刀口，加上缝合线的痕迹，就像一条蜈蚣趴在他的腹部。即使一切恢复良好，这因手术而留下的长长的、满是针孔的伤疤也会成为移植在他们身上烙下的永恒记忆和伤痛。他们会经常或偶尔抚摸自己的身体，用他们的话说，要"经常抚摸下你的肝"。这一外在明显的伤口不经意间就会提醒他们，他们的身体曾经被切开，也同时在提醒他们，他们的体内有着本不该属于他们身体的移植物。就在这隐约之间，他们与常人区分开来。这一明显的伤口成为户外活动的限制。

> 我现在正常工作时，别人很难看出我是做过移植的。但对我自己来说，夏天是最难受的。以前读书时，你也知道，天热了，男生都光着膀子。现在不可能了。还有就是游泳，我很喜欢的，以前经常去的。现在我不敢把上身的衣服脱光啊。就是这样，没办法。白天不好去的，吓着别人的。实在要游，晚上去游。（20101018 黄先生）

被管理的身体所带来的后果，远非上述"夏天不敢光着膀子""白天不能游泳"这般，它所带来的是患者社会空间的萎缩。正如沙朴（Sharp，2000：290）所说的，健康允许身体从"意识和行动中消失"，而病痛经常伴随着"对身体的高度主题化"。也就是说，在我们健康无恙时，我们似乎很少关注身体的存在，它像是在意识和行动中消失一般，而当我们遭遇病痛时，身体就凸显出来了。拥有一副身体，既具有互动性，也有其约束性（希林，2010：21）。比起那些青春焕发、身体健全的人，移植者更会觉得受到自己身体的约束。对吃药和饮食的管理充分体现了这一点。

现在每天吃药，就很麻烦，我就不怎么喜欢和大家一起吃饭，人家都是6点就吃晚饭了，我6点吃药，7点才能吃饭。和他们出去，那些朋友都知道我，就等我。那些同事都知道我，到7点才叫饭。朋友都知道，吃什么菜就没什么要求。辣的我以前很喜欢，我现在就不怎么吃。现在和朋友在一起，不能喝酒，我自己感觉很尴尬。（20101015 潘先生）

以前喝酒，但不厉害，在家里一般不喝。现在哪能喝啊。现在和朋友聚会啊，现在都很难了，那里油水太多。生活单调，没事就看电视，上网看，网上什么东西都有。（20101103 官先生）

变化就大了。很多运动都不能做了。不能做太激烈的运动了。我以前都很喜欢打篮球的，现在不行的。我刚才上去问医生，早上能不能慢跑，她说可以，反正你感觉不是很累，就行了。我早上5点钟就起来，去散散步，晚上早睡。打篮球就不敢打了。（20101025 卢先生）

生活圈缩小了。现在生活质量受到一定影响，但同学、朋友还是交流，吃吃饭，活动活动，这些还是有的。但总的来说，原来一个礼拜三次，现在一个礼拜一次，一次半，减少了。这样对你身体也有好处，减少外吃。经常交流，要经常熬夜啊。（20101018 古先生）

移植后的生活方式已与之前迥然相异，纷繁复杂的要求陈列在病人身体的记忆里。对于肝移植者来说，他们不能吃过于油腻的、辛辣的食物，代之的是清淡的营养餐；他们不能喝酒，即使没有医生提醒，他们也知道，喝酒伤肝，偶尔的放纵也让他们担心不已；他们需要多休息，不能熬夜，朋友间的彻夜长谈已属不可能；因为害怕感染疾病，他们尽量去人少的地方，看电视、上网成为一些病人每日的选择；因为担心家人感染肝炎，即使在家人已经有抗体的情况下，他们也要求与家人分餐、不共享碗筷。在一次次的活动受限下，他们越来越感觉自己和常人不同。病态的身体和病人的身份在身体的管理过程中得到不断地暗示，也被不断地再生产出来。

　　通常，身体运动会不断地拓展社会空间，但患病则意味着可能的活动范围受到限制，病人的空间感压缩了。空间，在这些病人看来，不是代表可能的活动范围，而是作为要面临的可能性的限制（图姆斯，2000：79）。身体作为社交性进食（和其他活动）的源泉（希林，2011：162），已经大大缩减了移植者的社会空间，因而孤独成为移植病人的普遍心态。这也成为我顺利访谈的原因之一。我当初担心他们移植后身体虚弱，所以在知情同意环节，告知访谈只需十几分钟。但每每访谈都远远超过这个时间，有时病人的护工过来提醒说我们的交流太久了，有时我自己感到不能让病人接受那么长时间的调查，主动请求暂停。但病人自己似乎意犹未尽，不够畅快。当我还没有来得及对他们接受我的访谈表示感谢时，他们有时候先对我表示感谢了。对于我来说，感谢的是讲述故事的人，而对于他们，感谢的是倾听故事的人。大部分病人并没有因为时间紧张而拒绝我的邀请，相反，他们认为整个访谈是一次愉快的社会互动，以至于日后还有被访者主动联系我，和我聊聊他们最近的生活。对移植病人的调查也让我深切地体会到，访谈和观察并非仅仅是获得我们想要的信息，也是一次交流和分享。

　　凡此种种，移植带给病人的，并非是痊愈的惊喜，而是终身的吃药（打针）、年复一年的检查、不堪一击的躯体以及那不可忘却的伤痛。一经成为移植者，在"健康""康复"等医学话语下，他们的身体就处于医生和家人的监督和管理之下，或者内化为自我的管理。在管理的背后，潜藏着病人空间感的压缩以及孤独感的增加，原有的社会交往圈因身体的管理变得松散，甚至崩溃。病人履行着他们作为病人的社会角色，与医生和家人配合，寻求康复，但这一切带给他们的，并非是实现了其康复的权利；相反，在持续的被管理之中，他们的病态身体及其病人身份被不断地再生产出来，身体处于无法被治愈的状态。用勒布雷东（2010：280）的话说，这或许就是"活着需要付出的代价"。

第 四 章

隐喻的身体

桑塔格（2003）曾经指出，我们身体里潜藏着两个王国，一个是健康王国，一个是疾病王国，它们是我们每个降临世间的人都拥有的双重公民身份。本来被认为像健康一样是自然之一部分的疾病，在现实中反倒成了任何"不自然"之物的同义词，它被当作了死亡、人类脆弱的一个隐喻。疾病，尤其是那些难以治愈的慢性疾病，并非单纯是病菌侵入身体或者器质性病变，一些符号意义也附加在它之上，可能被认为是与个人的生活方式、事业失败乃至道德准则等联系在一起。

在前文，我事实上已经指出了移植身体隐喻的一部分，那就是把身体当作一台机器，器官就是这台机器的零部件，移植就是用新的、功能齐备的零件去替换原先受损的零部件。在这一章，我将继续谈谈移植身体其他方面的隐喻。因疾病而遭受移植的身体，已经超越了生物身体本身，它可能意味着人生或事业的挫败，预示着生存期的缩短，指向了生活方式的不健康。对肝脏移植病人来说，更为糟糕的是，他们不仅面临着移植本身的想象，同时其既往病史（乙肝、丙肝、肝硬化、肝癌等）也一并成为隐喻的对象，使其生活在隐喻的世界里，成为被社会区隔的对象。

肝、肝病与肝移植

这里我们先介绍身体及其器官在不同文化语境中的复杂意义。民族学家江绍原（1998）在其著名的《发须爪：关于它们的迷信》一文，就对中国民间关于发、须、爪、月经、血液、唾液等的观念进行过分析。以血液（人血和动物血）为例，人们相信血液具有某种原生的法力，是一种巫术道具，象征着生命，它既可能是共通感情、加深友谊的纽带，也可能是镇邪去妖的工具。这在古代，甚至在当代民间的"血盟"（歃血为盟）、"衅礼"（将血涂在器物上，使之神圣）等仪式上依然能观察到。

至于身体器官对人之存在的意义，各种文化的理解也不尽相同。自笛卡尔以降，"大脑"作为理性的源泉在西方有着特别重要的意义，也是人之所以为人的基础。在日本文化中，腹部因是灵魂之归属而备受重视，这成为日本武士剖腹自杀的重要原因。而"心"长久以来在中国传统文化（尤其是儒家文化）中扮演着无以替代的角色。徐复观（1975）曾一针见血地指出，中国文化的基本特性就是"心"。中国文化脉络中的"心"，既是生理意义的"heart"，又是价值意义的"mind"（黄俊杰，2006）。身体的其他器官在中国文化里也有特别的理解，如肾脏所代表的生殖力、肝脏所代表的人的性情等。因而，身体及其器官的功能和价值，不仅具有生物学意义，同时也是一个文化变量（Ohunki-Tierney，1994；Joralemon，1995；Scheper-Hughes et al.，1987；Ikels，1997；勒布雷东，2010；欧阳洁，2007）。

我的访谈对象对肝也有诸多的隐喻和想象。我们先看郭老伯（前文曾介绍了他的身份背景）诉说他移植后身体出现的神奇变化：

> 我的白内障，要开刀，肝移植后，自然消失了。我原来准备开刀。有没有关系，不知道，但后来好了。原来我不喝酒，肝移植后想喝酒。我现在不敢喝，医生说不能喝。我原来不抽烟不喝酒，生活很简单。肝移植后，我老婆喝酒，我以前闻到酒味，我就讨厌，现在，我老婆喝酒，我闻到香，都想喝，但我能控制。眼的视力，原来是0.8和1.2。肝移植不到一年，我左眼恢复到1.5，右眼1.2。现在又过了五六年，差一点。没有老化。我看报纸都可以啊。（20101008 郭老伯）

我们无法判断老人移植后视力变化是否与移植本身的技术相关，

但有一点是肯定的，即老人认为肝与目联系在一起。他是 67 岁时移植了一个 53 岁捐赠者的肝，"肝源非常年轻"。在这个个案里，年轻健康的肝意味着会带来好视力和眼病的消失。这与传统中医所认为的肝主目不无关系。中医所谓肝与西医之肝有差异，前者主要是个抽象概念，主要是从功能上讲的，肝主疏泄，能调节人的情志活动，主目，协助脾胃消化等。而后者是一个解剖学概念。《素问·五脏生成篇》有言："肝受血而能视，足受血而能步，掌受血而能握，指受血而能摄。"（转引袁钟等，1999：1238—1239），这虽然旨在突出血的功能，但也可见肝与目之关联。可能正是基于此中医理念，郭老伯有移植后视力变好的事实或想象。或许在专业医生看来，中西医的差异是显著的，但在普通病人眼里，疗效才是最为关键的考虑，而不管是中医还是西医，或者说在他们的理念里，所谓泾渭分明、科学与非科学之争的中西医可能是兼容的，共同作用于他们的身体上。

　　我的研究还发现普遍存在着因为肝病的隐喻带来的社会的隔离。肝病，如果按照西医的划分，有病毒性肝病和非病毒性肝病，前者如甲肝、乙肝、丙肝等，具有传染性，后者如酒精肝、肝癌等，不具有传染性。由于肝病大多具有难治愈、慢性化的特征，这给它徒增了很多的神秘性，给人们带来恐惧感。尽管医学专家一再强调，日常的接触，比如握手、进食等不会传播肝病，但肝病，尤其是乙肝，在社会交往、婚姻、求职等方面还是遭遇诸多的歧视。更为可怕的是，人们对肝病的恐惧和排斥还有泛化的倾向，即那些本身不具有传染性的非病毒性肝病，也一并纳入了人们的恐惧之中，视为危险的对象，避而远之，因为这些疾病代表着不可治愈，代表着死亡的临近，以及代表了不洁净和污染。正如桑塔格（2003：7）所言，任何一种被作为神秘之物加以对待并确实令人大感恐怖的疾病，即使事实上不具有传染性，也会让人感到在道德上具有传染性。无论是患者自身，还是他人，对强加在肝病上的这些隐喻，事实上反映了我们对死亡的阴郁态度以及我们对疾病的憎恶心理。

　　这里，我通过一个个案来说明因肝病而引起的家庭内部日常生活的隔离。孙先生 63 岁，家住中国某百强县的农村，殷实富足，手术费用并非是其考虑的因素，村集体还能给他每年报销 5 万元的医疗费用。2003 年检查时发现肝出了问题，2004 年已经转化为肝硬化，就在当年，孙先生完成了移植手术。关于日常饮食，他说：

> 家里一起吃，但还是分开一点，清淡一点。我有我吃的，他们有他们吃的。我是一个病人，我也不想我的太太，我的孩子，以后呢，得我这个病。从卫生说，分开，怕传染。我问了，这个传染不大，但还是自己注意一下。（20101013 孙先生）

孙先生的个案说明，尽管医生告诉他，肝病并没有多大的传染性，但为了安全起见，他还是选择了与家人分餐。在其他的个案里，虽然移植后新的移植物获得了乙肝抗体，但移植后的肝依然被想象为像被摘除的肝一样，认为是受污染之物，成为家庭内隔离的原因。

现在我们来谈移植的隐喻。移植就是摘除身体原有的某一损坏器官，用其他功能健全的他者的器官来替代的过程。这是一个高技术含量的手术过程。正如我在第二章所言的，移植物并非仅仅是毫无象征意义的"物"，它还承载着价值和幻想，是他人的一部分身体，携带了他人的身份属性（年龄、性别、职业等）。因此，摘除自己的器官，移植上别人的器官，这不仅是在肉体上打开了一个缺口，更是在深层次上触及了病人的价值观及其存在的理由（勒布雷东，2010：278）。在第二章，我主要强调了因这种文化想象所导致的文化排斥。这里，我将从另一个角度说明移植所带来的隐喻：至少在一部分病人那里，它意味着对身体完整性的破坏，或者说移植者被认为是"不完整的人"。一位 50 多岁的被访者移植 6 年后，向我叙述他移植后的身体体验：

> 我以前总感觉自己缺了点什么，又多了点什么，又说不清，反正心里不是滋味。觉得自己不正常了。我就去问医生，为什么会这样，医生说可能是移植物的排斥反应吧。我也问了其他的朋友，都是做过移植的，他们有的有，有的没有。说让我慢慢适应就行了。我现在其实也没什么思想负担了，也想开了，反正比以前好多了。这个，毕竟不是自己的，自己要注意就行，好好保养

啊。让它安安心心地住在里面，别给我惹麻烦。其实，病人移植后，最担心的就是复发，怕出现这个问题，那个问题，都很麻烦。这又不是一般的小病，吃点药就行。还得要注意的，最近几年它都很听话的。（唐先生 20101129）

在唐先生看来，移植物并非是"我的"，他的言说里，用"它""毕竟不是自己的"来表示。所以移植物并未进入他身体的系统，成为主体性的一部分，而依然是图姆斯（2000：85）所言的"隐匿性和异己性存在"，保持了与自己的疏离感。身体就是一个系统的模型，可以表示任何具有界限的体系，而人体的边界可以代表任何受到威胁的或出于危险状态的边界（道格拉斯，2008：143）。在这个个案里，移植物并未进入身体内在的既有系统里，而依然处于边界之上，因而始终被认为处于危险之中，他期盼它的融入，希望它"听话""不复发""别惹麻烦"。

我们再深究一下就会发现，唐先生所谓身体的异样（"缺了点什么，又多了点什么"）实质上表明了移植手术还触动了他深度隐藏的有关身体的价值观，即对身体完整性的诉求，以及身体遭遇破坏后而引起的不安和紧张。身体完整性是传统儒家学说的产物。儒家经典《孝经·开宗明义章》："身体发肤，受之父母，不敢毁伤，孝之始也。"对身体完整性的追求成为中国孝文化的一部分，是孝之基础。身体完整性还是灵魂再生的一个条件。器官的植入意味着身体的分离，破坏了自身的完整性，成为移植者身体不适背后的文化基础。

身体完整性的观念，不仅影响到移植的受者，更可能影响到下文要探讨的器官捐赠者。埃尔顿等（Alden et al., 2000）通过定量的方式比较了亚裔美国人和欧裔美国人在器官捐赠上的信念、态度和行为，研究结果发现，之所以会出现前者比后者的捐赠率要低，是因为前者的身体完整性态度和对医生的不信任感较强，这让他们形成了对器官捐赠的负面态度。需要强调的是，身体完整性观念并非仅在中国存在，已有的研究表明，在其他的国家和地区，如德国（Hogle，1996）、日本（Ohunki-Tierney，1994）、墨西哥（Crowley，1999）等，身体完整性也是器官移植和捐赠的重要变量。

隐瞒病情

在访谈谢先生之前，一段看似无关的插曲很有意思。当我拿出知情同意书欲访谈他时，他平静的面孔突然紧张起来，连忙说："我不接受采访的，我不接受采访的。"我也慌忙解释，我并非记者，而是一名高校的老师，想做移植者生活质量的调查。他还是不怎么相信，将目光转向了护士那里。护士向他证实了我的身份。我看得出，他还是不情愿。我让他看了知情同意书，并出示了我的工作证，他这才安心下来。然后，我邀请他到门诊室外面的候诊大厅开始访谈。他用质疑的口气问道："你不会是要摄像吧？我是不会上电视的。"又是一番解释，我们才正式进入交流。不过，这一段似乎在我的访谈提纲外的背景插曲却提醒了我，他为什么会有这么大的反应？他的戒备心理来源何处？这位病人"过敏"的反应让我觉得这背后"有故事"。

这位谢先生 54 岁，广西人，现在是几家公司的老板。按照他自己的说法，首先，钱不是问题；其次，自己在家乡还是有点小名气。他是因为肝硬化而做的移植手术。至于为什么会发展成肝硬化，他说："那时，喝酒是最经常的事，喝酒厉害，几乎每天都喝酒，五粮液都可以喝两瓶，从来没醉过。"所以他怀疑自己是因为过量饮酒导致的肝硬化。谈及自己的家庭和事业，他很满意，他有两个儿子，一个女儿。他的公司也越来越大，从起先的一家小公司，到现在的几家公司。"多子多福""事业顺利"来形容他也不为过。

2002 年，他的身体大不如前，面色黝黑，浮肿。他需要去检查下身体，看看到底出了什么问题。让人诧异的是，他并没有选择广西当地的医院，而是去了遥远的北京。他说：

> 我去北京 203 医院，我自己去的，不给别人知道嘛。我那里（家乡）熟人太多了。（20101027 谢先生）

这次检查，让他心情变得复杂起来，他被检查出中度肝硬化。医生并没有说太多，只是让他戒酒，让他早点治疗。回想当时的心情，他说：

　　我其实不太知道这个是什么病，但看医生说的那口气，好像
有些严重啊。我也惊心了。回到家后我就上网查啊。好多这方面
的信息，我查了很长时间，一没事就上网查。有说可以活几十年
的，有说是没得治的。我不敢告诉我家里人，怕他们也担心。我
想，我怎么得这个病啊。看到网上的介绍，我想可能是喝酒喝
的。我得戒酒，但又戒不掉，朋友一起吃饭，还得喝。不过喝得
少了，没那么多了。问你为什么不喝，我总说开车啊，回去家里
有事啊之类的。哪能告诉他们我这个啊。

　　我不想让他们知道我有这个病。我一直都是很不错的，钱也
不缺，家里也很好。唉，倒霉啊，很背啊。我现在稍微想开了
点，反正要是老天爷要我的命，就是我的命到了。那时，总是想
到几个小孩还不大，还没起来，我要是不行了，家里也麻烦了。
（20101027 谢先生）

他很清楚，保守治疗已经很难维持了，但他还是坚持了 3 年。
2005 年，一位医生告诉他，吃药已经不行了，得动手术才行。

　　当时，我还是担心风险，怕，怕，怕手术做完就完蛋了。你
想啊，要换一个肝，那么大的手术，身体怎么受得了。我担心这
一次手术就没命了，但不做也完蛋了。做终究还是有些希望。搏
一搏啊，我看别的病人没风险啊，难道就我有。我也不可能有，
我是这么想的。我来这里住院待了一个月，看了其他的手术，没
事的。其他人还问我怕不怕，我说相信科学啊。怕有什么用呢，
都到这个地步了。有可能没问题，有问题也说明命到了。
（20101027 谢先生）

直到现在，他做手术的事，亲戚和一般的朋友还是不知道。

　　不想让人知道我做过手术。现在亲戚也不知道，家里人知

道。朋友一般不知道。有知道的，不敢说。肯定想，为什么现在这么老实呢，以前那么 high。也不参加聚会了。哎呀，我本身是有一点名气的，外边的风凉话也多，反正给他知道，有什么用，花也不是花他的钱，也没得到社会的帮助，也没必要啊。倒霉啊，很背的，所以不给别人知道的。现在谁也看不出来（做了手术），我声音洪亮，讲话也讲得高，钱也没问题，财产那么多。（20101027 谢先生）

尽管我们不知道其他人是否如此看待这类病人，但病人自己却选择了将移植看成是人生或事业的失败，预示着他将不能像先前那样在事业上打拼，做出完善的人生计划，疾病使其灰心、恐惧，打碎了他长久的安排，一切变得短暂起来。患病意味着受难，其实，令人深为恐惧的倒不是受难，而是这种受难使人丢脸（桑塔格，2003：111）。因为疾病成为了堕落的证据，也成为了道德批判的对象，给病人带来污名（事实上的或自我想象的）。于是，为了避免这种污名的强加，像戈夫曼（2009）所言的，信息控制，或者说隐瞒、"装"（passing）成为了他们的选择。

当然，并非每个选择隐瞒病情的人，都出于担心名誉受损的考虑。还有案例说明，隐瞒病情的原因在于不想让别人将其看成是"病人"，因为他或她期待像常人一样的生活。但一旦透露了自己的病情或者说自己的移植经历，别人会给予特殊的照顾，而有些特殊的照顾可能并非必需，反而让移植者难以挥去其病人的身份。

白女士是本市的一位私营企业主，年龄在 50 岁左右，她是因为发现了肝部肿瘤后，果断决定在 2008 年完成了移植手术。她现在最担心的是病情的不稳定。谈到疾病的公开与隐瞒时，她说：

> 我的性格比较内向，我平时和别人聊天不多。我现在尽量减少对外交流，也不告诉别人我做了什么。不然其他人就会把你当病人看。现在这样就很好了，还和从前一样，该干什么就干什么，也没什么忌讳的。（20110321 白女士）

在我的访谈个案里，隐瞒病情的第三种原因是不想被其他人误解。因为移植是个复杂的过程，实际的康复情况和生存期也因人而异，但在其他人眼里，可能被简单化为"得了大病""活不长了"。我在第二章中曾介绍了古先生移植后的身体并发症，为了不增加家人的思想负担，以及担心其他人的误解，他的疾病也只是在有限的范围内公开。

> 我一般不跟人交谈。给别人知道了，亲戚没办法（还是知道了）。要好的朋友，一般我都不太告诉他们。最好他们不知道。但他们也听说我得到了大病，但不知道怎么回事。知道的也是很个别的，可能是亲戚泄露了多多少少。知道了，但这个病的原理什么东西一知半解，知道你得了大病，换了肝啊。
>
> 兄弟姐妹告诉了，亲戚有（告知）。甚至我父亲我都没告诉他。我父亲老人家，70多岁，告诉他没用，不能让他有心理压力，告诉他了，他也帮不了什么忙，钱没有钱，只能增加心理负担。我岳父岳母告诉了，他们都是医生，我告诉了。她（妻子）的兄弟姐妹，我的兄弟姐妹，告诉到这个为止。因为你告诉（他们），就等于告诉社会。亲戚你告诉了，就让他们不要说，这个相对还是保密的。但久而久之，也是敞开的，亲戚还有亲戚，亲戚还有朋友。知道了，还是没问了，也不好问。既然不想告诉你，你也别问，问他身体好一点就行了。知道了，也是一知半解。（20101018 古先生）

古先生的策略是暂时的，在熟人社会网络里，"这种大病"终究会被亲朋好友知道。他害怕疾病被别人误解，事实上，在他的理念里，疾病成为一件不光彩的道德事件，在误解的背后是担心自己的名誉受损或带来污名。因此，那些理解他此番用意的乡邻会淡化肝病和移植本身，而仅仅关注或者客套性地关心其"身体是否好一点"，这在一定程度上缓解了他因疾病隐喻而导致的心理负担。

公开病情

接下来，我将要讨论隐喻后果的另一种情况，即公开病情。虽然身体和疾病的隐喻时刻存在，但病人面对和处理它的方式却有所不同。我的调查资料显示，公开病情主要有以下几种。

第一种情况是没有办法，因为要接受社会的捐助。移植，就其医疗费用来说，无疑是一次社会筛选的过程。尽管从总体上看，移植者家庭大多殷实，但仍有一部分移植个案需要社会捐赠。捐赠过程也是疾病向社会公开的过程。在我接触的 30 余位个案中，有 4 位是依靠社会捐赠完成移植手术和维持手术后的花费的。一位是现在已经去世的年轻的林先生，一位是上文提及的戴着口罩的年轻的黄先生，一位是做保安工作的卢先生，一位是做小杂货店老板的刘先生。我们用刘先生的故事来说明这种情况。

刘先生 54 岁，是镇上小杂货店的老板，生意不好不坏，维持一家生存没问题。他也是一位"老字号"乙肝病毒携带者，连他自己都不清楚何时有的这个病。2008 年，身体发生异样，去检查时，已经是肝硬化。于是来到我所调查的医院，住院一个月，不见好转，依然是呕吐、肝腹水。医生建议要做移植手术。考虑到他的经济状况，生意不大，家里有三个小孩，其中两个在读书，医生也提醒他，移植的花费很高。但家人的主张是，能活一天是一天，有钱就用完，没钱去找钱，不行，就把房子卖掉。这样，东拼西凑，在亲朋好友的帮助下，加上自己几十年的积蓄，他终于将手术费用凑齐了。幸运的是，他的手术过程很顺利，暂时还没有出现严重的并发症。他告诉我，以前在小镇，他是默默无闻的，但现在都成为名人了，因为他是镇上第一位接受移植手术的人，人们抱以同情的同时，也惊奇现代的医疗技术。他说：

> 我现在在家乡是名人，都知道的，在我们家乡都很少做这个手术的。都知道，我做了这个手术都能生存啊，多有命啊。现在很好啊，肝换了都可以生存啊。很多人都知道，我们在店铺，他

们也不回避。现在这个肝是好的了嘛，他们也知道，他没事了。
（20111101 刘先生）

刘先生的家境无法承担整个移植费用，他是在亲朋好友的帮助下渡过难关的。移植，在当地的小镇，没有成为歧视和隔离的对象，反而成为惊奇的事件。这表明了移植的另一重隐喻，即代表着医学技术的巅峰，被认为是无所不能的。能够更换器官，在以前也仅仅是想象或者谣传，而现在，就在他们身边，一位垂危的病人通过移植手术，获得了新生，这在当地引起了不小的轰动。

第二种情况是病人乐观的心态，化解了身体和疾病的隐喻。乐观的心态几乎是每个被访者向我表达的人生态度，尽管并非每个人都能做到。这一方面来自于医生的嘱托，心态的好坏影响到疾病，尤其是肝的状态。中医所谓的肝与人的性情之间的关系在这里得到了说明。现代疾病心理学也说明了心态和疾病之间的关联。另外，正如一些病人所言的，在经历了大灾大难以后，一切看得已很平淡，开心活着，活在当下才是最重要的。在这种心态的推动下，所谓疾病和身体的隐喻，在他们看来，虽是外界强加的，但也是个人的问题，是庸人自扰。上述官先生告诉我，"移植本身并没有什么好隐瞒的。也不是偷东西，也不是抢东西。用老百姓的话说，好不容易捡一条狗命回来。"（20101103 官先生）这简单的一句话事实上说明了，移植在他看来，并不是一件让人丢脸的事，它不能等同于偷抢等下贱行为，而仅仅是一件医疗事件，移植医学能把病人从死亡的边界线上拉回来，挽救了人的生命，更应该被看成是让人庆幸的事情。

第三种情况在于疾病的隐喻反而具有自我保护的正功能。或许这正是帕森斯所谓"病人角色"中病人的第一项权利：病人具有免除"正常的"社会角色的权利（科克汉姆，2000：146—147）。当问及疾病的公开或隐瞒时，上述69岁的张女士告诉我：

> 病情，亲戚当然知道。我有些朋友，我都告诉他们了，没有忌讳的，怕什么呢。反正他们知道了，他们还给我保护。要不告诉他们，他们也怀疑啊，你这个不能吃，那个也不能吃。他们知

道了，我说不能吃这个，他们也就理解了。现在没什么压力。我自己就像常人一样，对生活，我能自理，我还可以顾及其他都可以。不应该把自己看成病人，要看成正常人，这样对生活就会好一点。不去想自己是病人，你去想它干什么呢。我有时候还去唱歌啊，我这周还唱歌两次呢！（20111101 张女士）

张女士希望过常人的日子，但疾病所造成的生活不便却很难忽视，与其采取像上文个案那样隐瞒自己的病情，让自己处于尴尬和谨慎的状态中，还不如告知亲朋好友，这样，她因疾病而需要的特殊要求，也就顺其自然了。

第四种情况，一些移植病人在家乡本身就有一些名声，移植的消息不胫而走。潘先生向我诉说了他的移植经历。他 44 岁，1984 年结婚，育有三个小孩，一女两男。2007 年 1 月 17 日他因为酒精肝在上海肝胆医院做了移植手术，后因为胆管出现问题，2008 年不得不在 S 医院完成了第二次移植手术。

他小时候是从别人家里抱养过来，儿时也经常遭遇白眼。所以很小他就想出人头地，不让别人再看不起他。虽然小学都没毕业，但凭借自己的经商能力，他的海鲜生意越来越好，成为家乡有名的致富能人。富裕了，他也不忘记帮扶村里的困难户，也承担很多村里的公共支出，为此当地的报纸、电视还专门报道过他。移植手术的消息很快就在村里传开了。他出院回到家里，村里很多人都去他家里看望他。他觉得村民对他也很好，他现在要去哪里，村里人也会主动（开车）送他。患难见真情，以前的一些酒肉朋友，现在就来往很少。他说：

生病后，我也看清一些朋友了，以前我也帮了很多人，我生病后，有些人就不怎么理我了，有些对我很好。我看得很清楚。这些人，在路上，我也不想理了。他们连打个招呼都没有。（20101015 潘先生）

在身体的隐喻上，奥尼尔（2010）曾区分了五种身体的形态，或者说身体的五种隐喻，即世界态身体、社会态身体、政治态身体、消费态身体和医疗态身体。人类世界的初始阶段必然是拟人论，即把世界看成是一个巨大的身体，同时也把身体看成一个微型的世界。在身体与社会关系上，比如莫斯（2008）、道格拉斯（2008）的研究告诉我们，我们可以通过我们的身体来思考社会，同样，我们也可以通过社会来思考我们的身体。身体还可能成为国家等政治组织的隐喻，比如"首脑"的身体隐喻，以及身体作为身份、地位的消费展演。而在身体各器官和疾病的医学隐喻上，桑塔格（2003）做了精彩的分析。肝脏移植的隐喻可能更多地属于桑塔格意义的隐喻，它集聚了肝、肝病以及肝移植三方面的隐喻。疾病和随之而来的移植已经使身体本身不堪重负，但患者还要承受着因疾病和手术带来的符号压力和差别化对待。无论是那些因担心"风凉话"而隐瞒病情的移植者，还是主动公开病情而获得特殊对待的移植者，他们都把自己与"常人"分离开来，过着移植者特有的生活。

以身体为关键词呈现了移植者后移植生活的三个面向后（当然，他们的生活远比我所抽离出来的内容丰富），到了该总结一下这一部分的基本观点和主旨了。我以肝脏移植病人的后移植生活为分析对象，事实上是想再现一个具体的、较为完整的身体图景，以回应作为器官移植之文化基础的身心二元论和身体机械观，以及生物医学的标准化、数字化假定。我的分析表明，肇始于西方国家的器官移植技术，并非不受文化限制的、被共享的科学系统，而是植根于特定的文化前提和认识论基础，并镶嵌在具体的历史背景之中。而这一文化基础与其他非西方国家的智识系统可能是背离的。这是器官移植在其他非西方国家（即使在西方国家也并没被完全认同）遭遇尴尬，至少在引入当初陷入困境的根本原因。我要表达的是，在西医霸权以及科学至上的今天，中国人的文化观念可能是混合的，既有对科学的执信，也有对传统的迷恋。

我的分析还表明了身体是作为生物性和社会文化性的双重存在。器官移植者不仅存在着身体的生物适应性问题，还面临着诸多的文化和社会适应性问题；身体不仅是作为医学凝视和管理的对象，同时还赋含隐喻和文化想象。在这些过程里，身体的生物性和文化社会性交叉在一起，作为科学的身体和作为人文的身体也纠缠难分，尽管我为了分析的方便将它们分开叙述。这个更加不确定的，也是模糊的状态恰恰显示了将身体等同于机械的不可能性。器官移植技术治疗的仅仅是生物性身体。但无论是从生物身体本身，还是从社会和文化上讲，移植并不能恢复一个人的健康，它只不过是医学作为科学的幻象和神话。移植只是在治疗，而非治愈。就像图姆斯（2000：3）所言的，疾病侵扰的不仅仅是一个生物学身体，还必然引起家庭、工作和其他的社会关系的骚乱不安，而病患的意义也是与特定的文化背景和个人的价值观紧密地联系在一起的。

中　编

器官捐赠的文化意义

即使对于生物学家来说，死亡都不是一个简单而明显的事实，它是一个需要进行科学调查和研究的问题。但是，在与个体有关的情况下，肌体的生理现象并不是死亡的全部。人们将一系列复杂的信仰、情感和行为加诸这个只与机体相关的生理现象，从而使它具有了独特的性质。人的死亡与动物的死亡的不同之处就在于，它会引起相应的社会信仰、情绪变化和仪式活动。

——罗伯特·赫尔兹（2011：16，61）

第 五 章

赠　予

2012 年 5 月 29 日凌晨，在广东省佛山市顺德区均安镇，两辆摩托车发生了碰撞。事故造成了其中一名司机 X① 受伤严重。他被送往当地医院抢救后，在 6 月 2 日中午被判定为脑死亡。就在这一天，省红十字会接到了 X 家属的电话，家属表示愿意捐献出死者的心、肝、肾。6 月 3 日，X 在我所在调查的 J 医院完成了器官摘除手术。

X 来自四川自贡的农村家庭，今年 26 岁，正值壮年，家中独子。父母 50 余岁，父亲仍然在广东这边的塑料厂打工，母亲之前也在广东经历过数年的打工生涯，前几年因为工伤，无奈只能回到老家。爷爷去年去世，逾 70 岁的奶奶健在，但没人敢把这个悲痛不幸的消息告诉她，生怕这边的事情还没处理完，老家又要出事。X 已经是两个孩子的父亲，大儿子是前妻所生，在老家跟随奶奶，小女儿现在才 9 个月，是与现任妻子所生，依然在襁褓中。

得知车祸消息之后，X 的父母、叔叔婶婶、舅舅舅妈、堂兄弟、表兄弟姐妹等十二名亲属来到了顺德。但病床上的他已经失去了意识。当医院宣布 X 脑死亡后，家属、同事、朋友开始讨论 X 的身后事。

X 所在工厂的师傅偶然提了一下"要不把器官捐赠出去吧？让他为社会做点贡献！"器官捐赠，对于很多家属来说，还是第

---

① 这一部分研究，考虑到捐赠的案例稀少且多已被媒体报道，为使研究的匿名性增强，所有捐赠者都以英文字母表示，不再用中文的姓氏。

一次听说，也是第一次可能降临到自己的亲人身上。这引来了一段长时间的沉默。在上海当建筑工人的表哥和X生前的朋友们接受了这个提议。在他们看来，X乐于助人，并且是那种可以说是有求必应的热心人，朋友们相信他要是能够选择的话，在这种情况下，他也是愿意将自己的器官捐献出去帮助更多的人。表哥深知决定的困难："四川老家的风俗，人死后是要土葬的，花钱买一块风水好的土地，将死者安葬是对他的尊重。但要是将器官捐赠出去的话，死者便没有了全尸，这在当地的观念中是很难接受的。"果不其然，捐赠的想法遭到了部分亲人的反对，特别是爱子心切的母亲，在接受不了儿子已经死亡的打击下，还要再接受儿子死后不能保留完整的身体。年轻瘦弱的妻子也坚决不同意，她说："我觉得出车祸已经让他承受了巨大的痛苦，还要再在他身上动刀子，我觉得他会疼。"

然而，表哥以及X的朋友没有放弃这一努力，他们开始给家人做工作。"想着他的两个孩子，我就想把器官捐赠出去，帮助到需要的人，也算是为他的两个在世的孩子积德啊，毕竟他已经不在了，孩子又还那么小。"这个有分量的理由似乎说服了家里人，在大家的劝说下，家里人开始不排斥器官捐赠这个行为了。

然而，大家眼中的X是一个英俊帅气的小伙子，特别爱美，舅舅说："我觉得器官捐赠可是可以，但是至少要保留五官，为什么呢？我这个外甥长得真的很英俊，而且平时也爱好（四川话爱美的意思），把他的五官一定要保留，这样对他也有个交代。"于是，当天下午，大家都同意了将X除五官以外的身体可用器官捐赠出去。跟医院说明了情况之后，医院联系了红十字会，红十字会和J医院的器官获取医生迅速赶到了病者所在的当地医院。经过一系列身体检查之后，X被转移到J医院，准备在晚上进行器官摘除手术。亲属们也租了一辆车跟随到了J医院。

医院急诊的过道里，坐着的都是X的家属。十余名亲属，加上陪同的红十字会器官捐赠协调员H医生、J医院的志愿者小M，几乎占据了急诊室过道上座位的一大半。H医生和小M坐在一头，陪同着X的妻子，表哥表妹坐在她的另一边，也陪着她，舅妈陪着母亲坐在表哥表妹的旁边。而其他亲属则在对面一边坐着，大家都没有说话，显得十分疲惫。母亲可以说是瘫在椅子上，头歪着。舅妈直接把鞋子脱了将脚搭在椅子上，以舒缓片刻。

晚上九点，医院的急诊室还亮着惨白的灯，周围不断有医生、护士、病人来来往往，而过道的椅子上坐着十余位来自四川农村，分散在全国各地的亲人们。表哥的黝黑结实，表妹皮肤的粗糙与雀斑，舅舅一开口说话两米开外都能闻到的烟味，50岁的他看起来像70岁一样佝偻着背，还有分不清自己说的是四川话还是普通话的妇女，这一切都跟我们日常在学校里接触到的人物和场景不一样。

此刻，他们已经没有了语言，面部表情十分迷茫、绝望，女性们的眼睛无一例外呈现出红肿状。我们是以志愿者身份进入的，面对这种沉默，我们实在不忍心去打破它，只有静静地等着，陪着……

在H医生和小M的大致介绍后，我们找到了表哥进行访谈。表哥可以说就是这次捐赠过程中联络员，在死者师傅提到了器官捐赠之后，表哥就一直充当着劝说其他亲属同意捐赠的角色。最终如愿以偿。表哥告诉我们："要做出捐赠器官这个决定，我们的心情真的很复杂，可以用矛盾来形容。我表弟十三四岁的时候就来到顺德学习车窗模具，后来又改做纸样，才三年的时间，就已经是这个厂的主管了，当上主管两年了，但是又发生了这样的事情，对于我们是沉重的打击。当他的师傅提到捐赠器官的时候，我也是有犹豫的，毕竟我们老家的风俗是土葬，保留全尸是很重要的。把可以使用的器官捐给其他人也算是做了一件好事，他平时也乐于助人，但是我最主要的还是考虑到他还有两个这么小的孩子，把器官捐出来的话，就当是给两个小孩积德吧，保佑他们顺利长大。"

而对于器官捐赠的一些知识，表哥坦承："我以前只是看到电视上报道有人捐赠器官，自己的身边从来没有出现过这类事情。我们也不知道能捐哪些器官，也不知道他们会把器官捐献给

谁。但是，医院和红十字会来的时候，我们是有认真检查他们的
证件的。我们也关注他们要把器官分配给谁，我们希望能够给最
需要的人。"

捐赠者的妻子五官俊美，个子高挑，身材纤细，打扮时髦，
身着背心短裤，右肩挎着一个单肩包，双手经常环抱胸前，或是
在发短信。我们去的时候她面容平静，看不出有过度伤心的痕
迹，然而当问到有关丈夫的一些情况时，她会突然流下眼泪。在
妻子的心中，丈夫是一个十分善良的好人，她说："我们走在街
上，看见那些乞丐，有时候明知道是骗人的，他也会拿钱给他
们，他就是这样一个好人。"开始最让妻子接受不了器官捐赠的
理由是："他已经伤了这么多了，还要多给他几刀……"，说到这
里，妻子开始哭泣。

关于整个事故，让她十分不解的是车祸追尾的两个人，命运
有多么大差别，自己的丈夫已经躺在病床上不省人事，而另一个
人却只是受了一点皮外伤，都不用住院。但当得知自己的丈夫病
情严重的时候，另一个人又以自己脑震荡为名住进了医院，而她
试图向他询问事故发生时的情况时，他竟然说自己什么都不知
道。交警队那边却因为"他还没有死"为名，暂时拒绝调查整个
事故。更让她绝望的是，丈夫出事以后，所在的工厂没有任何的
补偿，本来自己的丈夫在这家工厂里做了好几年的纸样主管，但
没有与工厂签订合同，工厂没有为他购买保险。厂长在平时喝酒
吃肉的时候将自己的丈夫当成是好兄弟，而出事后却没有了兄弟
情义。出事当天的凌晨三四点，厂里已经得知这个消息，但是没
有任何的表示。从住进医院进行抢救开始，已经花了两三万元，
这对于一个打工的家庭来说，是一笔沉重的经济负担。在做出了
捐赠器官这个决定以后，红会联系了媒体，媒体到来的时候，厂
长当着媒体的面拿出了一万块钱说会尽力帮助他们。然而此前，
自己多次前往厂里想要获得一定的经济支持都遭到了厂长的拒
绝，厂长只愿意将本该属于她丈夫的三个月工资"预支"给她。

X 的舅舅，50 岁左右，身材矮小，身形佝偻，在表哥去接电
话的空当，他主动坐到了原来表哥坐的地方，也就是我的旁边，

凑过来看我记的笔记。考虑到他年纪大，语言不便，我的其中一个学生正好是四川人，我建议他们用四川话交谈。但是他好像不能顺利转换，一会说着四川话，一会又说着标准的"川普"。当问到同不同意将外甥的器官捐赠出去，他说："可以嘛，这是为社会做了一件好事。就是他爱美，我们就说保留五官。我还是想知道他们会把器官给谁用，因为知道了谁用上的话至少证明他的器官成功地救活了人。"接下来，舅舅主要跟我们讲述的是他们家失去了顶梁柱后将有多痛苦，"他是家中的独子啊，上有老下有小，包袱重啊。我觉得这件事还是值得宣传的，看看有没有好心人能够帮助一下。"

大约晚上十点多的时候，医生推着 X 的病床从重症监护室下来，为防止细菌感染，他们迅速地经过急诊室的过道，准备前往手术室进行器官获取手术。这之前没有医生前来通知家属要进行器官获取手术。本来一片沉寂的家属顿时从痛苦中短暂地苏醒过来，母亲已经泣不成声，在亲人的搀扶下，试图追上被快速推行的病床，但在半路就瘫倒在地，被亲友搀扶着坐在椅子上休息。而有的亲属因为短暂离开，并不知道 X 已经被推走了，于是，所有的亲人都停在了走道的尽头，表示着不满，表哥说："我们这么多人过来，就是想见他最后一面，送他最后一程，都不告诉我们就推进手术室了，这也太那个了。"一群妇女也像是炸开了锅一样，吵吵嚷嚷。在经过小 M 与 L 医生的沟通后，医院方面同意在手术室门口等候亲属与捐赠者最后的道别。

到了手术室门外，见到了躺在病床上的儿子，母亲几乎晕倒，她走到儿子面前，开始抽搐，呼吸困难，身体软瘫下去，即使高大的表哥都没有能够扶住她。妻子此刻也是痛苦万分。而五十多岁的舅妈，走到他跟前，说："X，你就走好啊！不知道上辈子造了什么孽！"待所有的亲属都见过最后一面以后，医生准备将病人推入手术室，亲属们则把自己带来的衣服交给医生，请求医生在手术结束后将这些衣服给他穿上。表哥的要求是：一旦 X 停止心跳，请医生打电话给他，他们将要在异地他乡为他举行小小的仪式。

母亲处于昏迷状态，进了抢救室，除少数人陪同以外，其他的亲属又都回到了原来坐的地方。在从手术室回到急诊室外的路上，X 的婶婶提出了要给他烧一些香蜡纸的请求。这时，小 M 与我的学生去外面买一些盒饭给亲属们吃，但是一开始的时候大家都不吃，只有一个年轻女孩子打开饭盒盖子，动了一下筷子，但是随即又盖上，说等一下再吃。

我们开始为烧纸钱寻找地点，最后是定在一个人行天桥上。捐赠者的另一个表哥提着两大包香蜡纸来到了附近的天桥。他抱怨说："依不到家乡的习俗的，家乡习俗可麻烦了。"他还提出要将烧剩的纸灰装起来带回老家，但是很快又打消了这个念头。在烧纸的过程中，死者的姑爷以及另一名亲属也过来了，全程他们没有说过一句话。

在表哥眼里，X 可以算是年轻有为了，不但人长得英俊潇洒，娶了年轻漂亮的老婆，而且在事业上也是比较有成就的，已经当上厂里的主管两年了，现在在均安镇买了一套房子。我们试图想要表哥的联系方式，但他以"这是件伤心事，不想再提"为由拒绝了。

捐赠者的器官获取手术结束后，家属似乎没有之前那么沉重了。我们坐了一阵之后，也准备离开，走到医院侧门的时候，发现年轻的一辈表兄弟、堂兄弟以及捐赠者的妻子在门口谈话。或许是久未见面，他们的谈话似乎轻松了许多，偶尔掺杂着星星点点的笑声。走的时候，妻子还问："你们谁要看我老公的照片？"然后就从钱包掏出他们的大头贴合照。我们走的时候，他们对我们表示了感谢，并嘱咐一路小心。深夜的都市里弥散着哀伤与痛苦。回校的一路上，我们也沉默着。或许是累了，或许真的不知道说什么。

——田野笔记（20120603）

器官移植技术，经过近半个世纪的发展，延续了数以万计垂危病人的生命。当前中国不仅在此项技术上达到国际先进水平，而且在移植数量上成为仅次于美国的第二大国家（黄洁夫，2008：3；张元芳等，2004：791）。但器官移植领域的一些难题不容我们忽视。这些难题，就中国而言，无论是关于死囚器官的获取（郭兴利等，2006；邱仁宗，1999）、捐赠的知情（钟会亮，2011）、器官的买卖（刘长秋，2012；曹未等，2010）还是脑死亡的立法（陈忠华等，2004；宋儒亮等，2007）等都指向了共同的主题——器官来源问题，即对器官来源途径的责问、对器官短缺的忧虑，以及对建立规范的器官捐赠体系的诉求。

不可否认，中国器官捐赠体系建设的严重滞后与依赖死囚器官有关。面对国内外舆论的巨大压力、死囚数量的减少①，以及活体器官捐赠的不倡导②，加之对人体器官买卖的打击，中国器官移植事业在近些年陷入了从未有过的困境——没有器官，何来移植！2009 年 8 月 25 日，中国红十字会总会和卫生部宣布，中国将着手建立人体器官捐献体系。③ 这可能是一个重要的转变，即中国的器官移植走向依靠普通公民死后的自愿捐赠。

当前国内已有一些学者探讨了时间捐赠、金钱捐赠等志愿和慈善活动的发生机制和社会意义（毕向阳等，2010；葛岩等，2012；田凯，2004；等等），但器官捐赠，作为一种身体部分的赠予，就像身体长久以来在社会学和人类学处于"缺席在场"（希林，2010）的状况一样，偶尔被提及却少有深入分析。它因其稀少以及与当前主流意

---

① 上文已经指出，使用死囚器官，一直以来遭受了国内外舆论的压力，甚至遭到国际人权组织的攻击。2007 年死刑复核权收回至最高人民法院，更是直接促成了死刑人数的骤减。

② 活体器官捐赠不仅增加了器官买卖的可能性，更是违背了医学长久以来倡导的"不伤害原则"。我国官方已经对这种捐赠形式不鼓励、不倡导。本章所言的器官捐赠，如无特别说明，均指尸体器官捐赠，即公民死后将某些器官捐给其他病人的行为。活体器官捐赠和买卖将在第八、九章分析。

③ 2010 年 3 月，中国红十字会和卫生部首先在上海等十个省市启动全国人体器官捐献试点工作。2011 年试点工作扩大到 16 个省区。2012 年 3 月 6 日，中国卫生部原副部长黄洁夫在参加全国政协年度会议时表示，目前在全国 16 个省区开展的人体器官捐献试点取得进展，有望在下半年全面推开。据媒体报道，截至 2014 年 8 月 14 日，我国共完成公民死后自愿器官捐赠 2107 例（其中 2010 年 34 例；2011 年 132 例；2012 年 433 例；2013 年 849 例；2014 年 659 例），共获取捐赠的器官 5787 例（其中 2010 年 88 个；2011 年 347 个；2012 年 1189 个；2013 年 2297 个；2014 年 1866 个）。详见 http：//news. sohu. com/20140818/n403521347. shtml，2014 – 08 – 19。

识形态的契合，在国内更多的是一个新闻话题，被冠之以"赠予生命
的礼物"。但"生命"的意义何在？"礼物"是如何造就的？似乎一
直是一个不言自明的概念。事实上，器官捐赠作为生命的礼物，与时
间捐赠、金钱捐赠，乃至与传统的礼物无论在赠予内容还是在发生过
程上都表现出明显的不同。它所关涉到的生与死、自我与他者、身体
的部分与整体、赠予与接受，乃至器官的获取与分配，是一个充满了
人类学以及相关学科想象力的社会理论问题。对器官捐赠过程的细致
研究，不仅扩展了传统捐赠的范畴，同时也是对礼物理论的一次有意
义升华。

在这里，我不打算对已浩如烟海的礼物研究文献再逐一梳理，而
是就一点展开讨论。在《礼物》中，莫斯（2002）强调了礼物"总
体性呈现"的事实以及其不可让渡、不可分割的（inalienable）的本
质。礼物的总体性表明了，看似单一的礼物交换，实际上撬动了宗教
的、法律的、道德的、经济的等多种制度，表现为整体性的特点。这
一观点和视角基本为后来学者所认同。莫斯认为，真正使得礼物的回
报成为必然的不是其他什么原因，而在于礼物所具有的神秘力量，或
曰"礼物之灵"，它与捐赠者是不可分割的。这种力量迫使接受者必
须回礼，否则将会给其带来厄运，乃至危机。

关于"礼物之灵"的表述遭到了马林诺夫斯基（2007）、弗斯
（Firth，1959）、列维－斯特劳斯（Levi-Strauss，1969）、萨林斯
（2009）等众学者的一致批评，认为莫斯的礼物之"灵"没有对
"灵"的主体做出区分、忽视了对礼物经济意义的关注、徒增了礼物
的神秘性，甚至认为这是人类学家被土著人迷惑的一个典型例子（萨
林斯，2009：177—180；阎云翔，2000：4—11）。然而，所赠予的内
容甚少成为该问题思考的中心，尤其是没有对"身外之物"与"身
体本身"① 做出区分，即没有考虑到身体的边界。如果说赠予的身外

---

① 需要强调的是，这里所言的身体部分的捐赠，与列维－斯特劳斯（Levi-Strauss，
1969）所讨论的女人的交换是不同的。后者不是身体部分的让渡，而是整个人的交换以及
亲属关系的构造。血液捐赠是与器官捐赠相似的身体赠予，有关它们之间的异同会在第十
章讨论。台湾"中央研究院"的刘绍华博士提醒我，头发的象征意义以及对它的修剪、收
藏与赠予也是一个非常有意思的相关话题，很有学术启发性，特表感谢。

之物或贴身之物（像贝壳、项圈，乃至食物、礼金等），携带了捐赠者的本性、精神、生命力或某种神秘力量，即莫斯所言的"灵"，就像某些评论家所言的，还多少带有一些神秘性或者玄学特征，那么身体部分的赠予——必然与捐赠者的人格与生命息息相关——又将赋予捐赠何种意义？造就出什么样的礼物关系？这成为我所研究的器官捐赠主题思考的起点。

以身体为核心，重新思考礼物关系，我们就会发现，生命的礼物扩充了传统礼物的赠予—接受—回馈的模式，作为一部分医学事实，在器官的获取、分配和调节上充斥着医学的权力，在这形式化的流动模式背后，不再是赠受双方权利义务关系和简单互惠的发生逻辑，而是对生命、死亡、身体的敬畏，以及多方参与的人道回馈。以身体为核心的生命礼物的流动见图5-1。

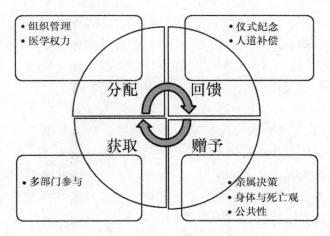

图5-1 生命礼物的流动

蒂特马斯（Titmuss，1970：11）在研究血液捐赠与社会政策时，借用了莫斯（2002）的"总体性"概念，他在人血的生物性基础上，敏锐地观察到了它所承载的社会和文化意义，认为科学的、社会的、经济的、伦理的问题都包含于人血的获得、加工、分配、使用和获益上。我们将会看到，如同捐赠的血液一般，被赠予的器官，也超越了它原初的生物属性和个人意志，亲属的、社会的、信仰的、伦理的等各种力量都嵌入在器官捐赠过程里，在这其中，器官的"文化生命"得以彰显和延续。就上述 X 的案例，结合其他案例，我将抽离出一些核心的关键词来讨论器官捐赠。

亲属的决策

小 W 是一名在读的护理专业学生，她于 2012 年 11 月 10 日凌晨发生车祸后被送往当地医院。第三天院方宣布她已经脑死亡。但家人并不愿意放弃继续治疗，认为女孩"很坚强自信"，"能够挺过来"。20 日早上，医院告知家属，病人在头天晚上已经两次出现心跳停止的现象，情况很严重，希望家属及早考虑后事。其实，小 W 生前曾口头表达过捐赠器官意愿。有一次小 W 看电视报道器官捐赠者的事迹，就跟母亲说若是自己以后遭遇不幸，也要像那样把器官捐赠出去救人。母亲当时十分生气，还骂了她，觉得这样说很不吉利。没想到，意外真的发生了。考虑到小 W 的生前意愿，父亲提出了捐赠器官的想法，但这立即遭到小 W 母亲和外婆的反对，觉得"太不忍心了"。小 W 的父亲说，这几天他一直做着同样的梦：

> （在医院宣布女儿脑死亡之后的那个晚上）我梦到了女儿要我把她的器官捐赠给别人了，她说不想就这样走了，想要留下一点东西在世上。我在 18、19 日两天晚上又连续做了两个梦，梦中小孩告诉我她太年轻了，不想走，所以请求我一定要把她的器官捐赠出去救人。（20121122 小 W 父亲）

父亲坚持说这是女儿的心愿，又和家里人说了自己前几天做的梦。小 W 的同学也提到曾在宿舍夜谈的时候，小 W 有提及捐赠的事情。家人觉得，如果还不同意捐赠，就对不起女儿了。最后，在 11 月 20 日，亲属达成了一致的捐赠意愿。

这个个案，是死者生前表达了捐赠的意愿，亲属只是尊重其选择而已。在我们观察的其他案例里，更多的是死者生前并没有表达过捐赠意愿，而是完全由亲属代为决定的。但亲属这样做的预设前提是，

"死者是不会反对的"（20121108 捐赠者 G 的父亲）；"他虽然没说过（捐赠器官），但他肯定同意的。因为他很爱帮人的，平时街上那些乞丐，即使他知道他们是骗子，也会给他们钱的。"（20120603 捐赠者 X 的妻子）

本章开头的案例，X 的表哥是关键人。表哥认为，既然人已经不在了，要是能给社会做点贡献还是很好的。这一想法确实让死者家人尤其是父母难以接受，家里的亲戚从不同的地方赶来，也都难以接受捐赠器官。"按四川老家的风俗，人死后是要土葬的，花钱买一块风水好的土地，将死者安葬是对他的尊重。但要是将器官捐赠出去的话，死者便没有了全尸，这在当地的观念中是很难接受的。"X 的表哥说。因此，捐赠遭到了部分亲人的反对，特别是爱子心切的母亲，在接受不了儿子已经死亡的打击下，还要再接受儿子死后不能保留完整的身体的选择。但是表哥还是觉得如果表弟的器官能帮助其他人，"虽然肉体不在了，灵魂还在的，还活着"。在表哥的劝说安慰下 X 的家属最终同意了捐献。家属将捐献意愿告知红十字会的器官协调员 H 医生后，H 医生与 J 医院的 OPO（器官获取组织）医生就赶到均安镇，确定了捐献者的脑死亡状态后，随即将 X 转回 J 医院进行器官摘取手术。

这个案例说明了，在捐赠事务上起到关键作用的是 X 的表哥，而非是其配偶、父母或成年子女。从事器官捐赠工作的 L 医生说："（在获得家属同意时，我们依据）第一位的是夫妻，第二位是父母，第三位是成年子女，我们只认这三类关系。只认这三类关系，法律界定的这三类关系。其实呢，真正操作起来，往往并不是这三类人中的哪一个，其实不是他们起主导作用，有的反而是家族里面的某一个人说话更有分量。"（20120327 L 医生）

我们需要分析的是，亲属何以在捐赠上具有决定意义？这与死亡的本质有关。死亡，无论是在过去还是现代，无论是在何种意义上，都不仅仅是个体生理功能的消失，而是一个家庭、亲属乃至整个社区的悲剧。在器官捐赠上，个人的意愿当然非常重要，它是捐赠的前提，但尸体器官捐赠，作为一种死亡后的行为，必须考虑到个人与家庭的关系，以及死亡后的悲伤情景。只有在亲属同意基础上，医疗机构（主要是指具有移植资质的医院）才能摘除器官，死者身体部分的让渡才能发生。

赠予的亲属参与或者说赠予的间接性，使得赠予的成功率往往大打折扣。简森等（Jansen et al.，2010）研究指出，在荷兰，每百万人的尸体捐赠率很低，这其中重要的原因在于家庭的拒绝率较高，这种情况在美国也不例外，在美国，虽然调查显示有69%—75%的成年人表示愿意捐赠器官，但差不多有一半的家庭在他们死亡时并不同意捐赠器官。J医院也有一些失败的案例，除了医学因素外，主要是因为在捐赠时，亲属中"有不同的声音"。器官获取组织的L医生说道：

> 只要有这种（反对）声音在，就不会（实施捐赠），因为没有这个必要，没有必要为了捐献而作捐献，到最后，以前的经验告诉我们，会带来很多麻烦的，对不对，没有必要为了这个。（20120327 L医生）

虽然按照捐赠的规定，直系亲属的赞同是首要的，但往往起关键作用的可能是家族中的其他成员，比如上文介绍的捐赠者X的表哥，下文将介绍的贵州捐赠者G的姐夫等都在捐赠决策中起到决定作用。这都提示我们，器官捐赠，看似是个人的义举，但实际上却是直系亲属，乃至扩大的亲属群体共同做出的决策。而捐赠决策又受制于他们如何看待生命、看待死亡以及死亡后的身体（Jansen et al.，2010；Haddow，2005；Alden et al.，2000），即尸体和器官的文化生命问题。

尸体与器官的文化生命

在论述死亡的价值和意义时，福柯（2001）曾断言道，死亡对于

18 世纪的分类医学①而言，意味着生命的终点。但解剖医学的发展，使得死亡成为人类观察自身的一面镜子。医生面对活的人体，只能通过可见的表面来进行诊治，对于人体深处的病变，则无从把握。死亡成为观察病理现象的制高点，通过尸体解剖，疾病被彻底地暴露在阳光之下。与分类医学不同，解剖临床医学将死亡不再看成是生命的终点，而是认识生命的起点，通过死亡，生命隐匿的黑暗被揭开，死亡具有了一种经验的独特性质和根本价值。这本 1963 年初次出版的《临床医学的诞生》还仅限于讨论死亡对于解剖学的贡献，实际上，一个人的死亡，则可能直接成为另一个人或多个人（等待移植者）生命的希望。也就是说，死亡不仅是认识生命的起点，其本身就可以转化为生命，他者的生命。

　　人的死亡与动物死亡的不同之处在于，前者还会引起相应的社会信仰、情绪变化，以及随之的仪式性活动。也就是说，机体的生物现象并不是死亡的全部，人们将一系列复杂的信仰、情感和行为加诸这个只与机体相关的生理现象，从而使它具有了独特的性质（赫尔兹，2011：16，61）。器官捐赠者的亲属也不会将死亡的身体和器官看成是普通的毫无情感的"物"，甚至身体的死亡，并没有造成个体人格的完全失去，人们依然怀念着依存在这个身体上的某个人（Haddow，2005）。尸体器官移植，是用死者的有用器官替换生者病损器官的过程。伴随着生者的生命延续，移植的器官也获得了新的生命。捐赠的器官，在一些捐赠者及其家属看来，作为生命的一部分，它携带了捐赠者（死者）的性情秉性和人格特征，通过让渡获得了重生。器官捐赠使他者生命得以延续的同时，自我的生命也得以延续。这就是说，器官是可以被让渡的，且只有通过让渡才能实现生命价值，但不

----

①　分类医学预设了一种疾病的初级"构型"（configuration），将疾病划归到不同科、属、种的类别当中。其逻辑特点是，在医疗实践中，医生首先以一套"图表"和"坐标"（repérages）来为病人所呈现出的症状进行定位。通过目视（regard）疾病的表征，依据相似性原则首先为其分类，进而采取相应的治疗手段。比如头痛，医生不是追究某个具体病人头痛的起因和原理，而是根据头痛这种疾病在疾病分类图表中的归属类别给出药方。只要疾病能以现象呈现在医生眼中就可以完成看病的工作，而不区分具体哪个病人，病人的身体本身反倒成了现象的障碍，医生要做的就是去除这一障碍，直接目视疾病。个人在那里没有任何正面的地位。（参见福柯，2001）。

可分割的是器官与捐赠者（死者）之间的情感与人格联系。

一位器官捐赠志愿者曾这样说道①：

> 你看有人就是那个眼角膜嘛，捐献给别人能够给别人带来光明对不对？我就看了，哎呀，可以呀。反正我呢，人呢，现在呢，反正就是讲人老了反正死了也不知道了，反正能够有东西，自己身上的东西能够给别人可以用上的话，为什么不可以呢？……或者是和我玩得好的朋友，或者是我女儿有那么一天发现我妈妈的眼睛能够带来光明的话，那不错啊，两个人多走动走动，变成好朋友了。就像我妈妈还在世上一样。还活着还没死。她们认为啦，我两个女儿认为是这样，反正我死了，不晓得了。她们可能认为我妈妈还活着还在世一样，她的东西什么还给张三李四了，什么给王五了，他们都还活得很好，是吧？或者它们不一定都在长沙，眼睛可能到北京去了、到上海去了，全国各地都是排队的要，是吧。就像是全国各地都有亲人一样的。（一位60岁的退休职工，长沙籍器官捐赠志愿者）

这些口语化的捐赠表述生动地说明了，虽然自己难逃死亡命运，但通过捐赠器官，自己的生命，至少是局部器官的生命还能在他人身体里得以延续。这种器官携带生命、携带自己个性的观点，在一定程度上彰显了身体/器官之于自我认同的重要性。

贵州籍的一个捐赠案例让我记忆犹新。这是2012年11月8日下午，L医生告诉我出现潜在捐赠案例，我赶到医院，见到了捐赠者的姐夫和父亲。父亲瘦弱的身躯、迷茫的眼神，姐夫两眼通红，嘴角生疮的情形让我印象深刻，他们已经好多天奔波在医院，无暇休息了。

捐赠者G，24岁，11月1日早上9点多在深圳骑摩托车时与一轿车相撞，被送往当地医院时已经处于脑死亡状态。父亲、母亲、姐

----
① 这是从尹志科访谈资料原稿中摘录的。她出色的访谈能力和毅力，使之获得了宝贵的关于器官捐赠志愿者的一手访谈材料。由于研究主题相似，我曾协助其导师指导她的硕士论文。在此摘录一段访谈材料，特表感谢。（请参见尹志科，2012）。

姐、姐夫等亲人都在广东打工，他们闻讯赶到医院，处理后事。父亲54 岁，在一家制衣厂上班，母亲在一家纸厂上班，老两口每月也能挣个 5000—6000 元。姐夫以前当过兵，现在在一家公司当保安，姐姐也在一家工厂上班。捐赠者还有一位哥哥在福建打工，80 多岁的爷爷奶奶在贵州老家，身体不好，由叔叔们照料。

姐夫在东北当兵时曾参与了部队组织的献血，也在 1998 年抗洪救灾时捐过款，知道一些器官捐赠的情况。当他得知内弟遭遇不幸时，也在医院的宣传栏里看到器官捐赠的介绍后，就考虑捐赠的事。但他不敢跟岳父说，怕增加他们的悲痛。左思右想，他就把一份器官捐赠的宣传册拿给岳父看，让其打发在医院等待的时间。结果，岳父自己提出了捐赠的想法，与家人商量后，很快获得了认同。这样，整个器官捐赠的程序就启动了。

姐夫告诉我，这是在他预料中的。因为他一直觉得岳父（捐赠者父亲）是忠厚善良，重情重义的人。岳父以前曾坐别人车出了车祸，腿受伤了，但他觉得司机也不容易，就没让别人赔偿，现在还留下了后遗症。现在，尽管他们全家在外打工，老家的红白喜事，他都让家里其他人帮他垫上礼金，过年回去补上。当听说儿子的器官还能救活其他人时，他没有多想，就做出捐赠的决定了。

> 小孩很孝顺，如果不这样，如果脑子还管用，我们是不会这样做的，现在脑子没用了，捐出去还能帮助有需要的人。感觉他还活着。所以我的要求是，假如接受者能联系我，我就想到孩子的器官还活着。假如实在不愿意联系，也就算了。国家有需要，我们就应该做的。现在科学发达了，要是科学不发达，想捐赠也不行。捐赠了，才有些意义。不想要什么补偿，不然就没意义了。(20121108 G 的父亲)

医生告诉家属，待摘除器官后，需要给捐赠者穿上寿衣，才送去火化。父亲和姐夫对这所医院的周边并不熟悉，我提出了陪他们一起到附近看看。医院毗邻火车站，周边有几家大型的服装批发市场。按照贵州老家的习惯，死者要穿绸子类的寿衣。但在流行服饰的市场里买个寿衣实在太难。父亲建议买一套西装，因为儿子平时喜欢穿。但姐夫说西装太贵，还得买衬衣、皮鞋、领带之类，很麻烦。姐夫建议买运动服，这个便宜又简单。看得出来，父亲是有些不太情愿，但去几家店铺打听西装的价格，实在不是他们所能承受的。最后，还是听了姐夫的话，花了100元买了运动套装，20元买了内衣、袜子。

接下来，买双鞋子是必要的。姐夫说买双运动鞋，配运动服就合适了。但父亲沉默了一会儿，这次没听他的话。他坚持要买双布鞋，不能买胶鞋，不然儿子火化时烧着"痛"。我们跑了几条街，在一家不起眼的店子里买到了一双布鞋。寿衣算是准备好了，天色也不早了。我们在一家快餐店坐下准备吃点东西。父亲和姐夫，都没点什么菜，尽管这家快餐店的菜品繁多。他们说不想吃。父亲问我能否帮他要一瓶啤酒。姐夫惊了一下，因为父亲已经许久不饮酒了。我要了一瓶，但考虑到父亲的精神很不好，我喝了一大半，只给了他一杯。喝完一杯酒后，他很沮丧地说，还是忘记了买一件东西，帽子。在老家，人死后需要剃光头，然后用布包着头下葬的。现在捐赠者因为大脑创伤，实际已经被剃光头发。考虑再三，父亲说，吃点东西，我们去买个帽子吧。市场卖女式帽子的很多，买一个男式帽子，不是很容易。我们转了几圈还是没买到，不得已，姐夫打电话给还在深圳的姐姐（她陪着母亲没有过来），明天从深圳过来捎一顶帽子。

贵州籍的这个案例向我们显示了很多细节的信息，包括我上文说的亲属的决策问题，虽然家属同意了捐赠，并认为这既可以帮助他人，又可以延续亲人的生命，但捐赠并非是完全"唯物主义式的"处理尸体，而是遵照，或者说在有限的条件下部分地遵照家乡的传统，以合适的方式有尊严地让死者离开这个世界。其中，鞋子的选择，也让我们看到，死亡并非是身体和个体的完全分割，人们还在想象着尸体与人格的联系，担心他们"疼痛"。

Y先生，40余岁，重庆人，在广东打工多年。2012年6月的一天，Y感觉头痛，在附近的一家医院开了几副止痛药，病情没有缓解，反而在当晚昏迷。被送到当地医院检查后，医生发现其脑内有动脉瘤，已破裂，建议立即转院手术治疗。随后，Y被转到我所调查的医院。经过检查后，主治医生告诉其家属，他的脑干细胞已大量死亡，没有生还可能，并提及器官捐赠的可能。Y 的儿子表示接受捐献，妻子却难以接受。最终是在儿子的劝说下，亲属签订了捐赠同意书。

> 我其实之前也看到过器官捐赠的报道，觉得是一件很好的事情。我是觉得爸爸走了，留下妈妈、妹妹和我，把器官捐给别人，如果那些人活下来的话，就相当于爸爸还活在这个世上，我们的心中也有个念想。（20120615 Y 先生的儿子）

从这段表述中，我们清晰地看到，捐赠器官相对于其他尸体处理方式，比如用于医学观察的遗体捐赠或者死后的随即火化，不同在于，前者保存了一个或多个"活的"器官。器官活着，就好似亲人还活着，只不过其生命是在他人的身体里延续而已。

我们继续上文捐赠者 X 的案例。器官摘除手术那天，家中的亲戚从四川老家、太原、长沙、上海等各地赶来。X 的表哥在整个捐赠事件中起到关键作用。据他介绍，现在四川老家仍然流行着土葬的习俗，家属会选择一块风水宝地作为死者的安息之所。有的家人还会在死者的手上或是口中放入金戒指等贵重物品。捐赠器官的决定似乎与这样的传统相悖，为何 X 的家属会同意捐赠呢？表哥说：

> 昨天中午，确定脑死亡后，因为听他的师傅说的（可以选择捐赠器官），我们觉得很有意义。他还这么年轻，英年早逝，还没给这个社会留下什么就走了，我们觉得很可惜。如果捐献可以救活其他人，也算是他为这个社会做了些贡献。本来我舅妈（X 的母亲）根本不同意捐器官的，到现在家中他奶奶都还不知道，老年人观念传统，觉得一定要留个全尸，他老婆也不愿意捐赠，她觉得自己的丈夫已经出车祸受了这么大的伤痛了，还要在他的身上动刀子，觉得疼。但后来我做了思想工作，其实我想得很简单，你看他英年早逝，留下了老母亲和一个 3 岁的儿子和一个 9 个月大的女儿，……若是把器官捐赠出去，救活了别人，也算是为自己的后人积德啊，保佑孩子易长成人，也保佑老父老母晚年

健康啊。(20120603 X 的表哥)

值得注意的是，X 的捐赠没有包括眼角膜组织，家人认为 X 是一个英俊的男人，平时也"爱好"打扮。为了充分尊重死者，家人决定要保全 X 的五官，不捐赠 X 的眼角膜。看似简单的一个决定，实际上说明，即使在成功的捐赠案例中，人们依然有所保留。哪些身体部分对个人（死者）来说是完整不可分割的，依然是一个文化和观念的产物。

在对 X 家属进行访谈的时候，我们还发现在他们老家流传着这样一种习俗：在家人去世之前，亲人要准备好香蜡纸烛等祭祀用品，一旦他或她呼吸停止，亲人就要第一时间在高地或水边点燃香蜡纸烛，使其伴随死者的灵魂一同升天。X 在城市的医院停止呼吸，客观条件不允许完整地遵照这个习俗，但亲人们还是要求实现这一愿望。于是，当天深夜我们帮助他们在医院附近的一个小天桥上举行了简单的祭祀仪式。

这个案例里，"帮助他人、为老人和后人积德"成为亲属同意捐赠的决定因素，但亲属依旧保留着对尸体完整性的要求，他们只是愿意捐赠身体的某一部分。这也是遗体捐赠（完整身体的捐赠，用于医学实验）和器官捐赠的差别。埃尔顿等（Alden et al., 2000）在研究亚裔美国人和欧裔美国人捐赠率差异时也发现，亚裔美国人捐赠率低的首要原因就是他们对身体完整观的秉持。或许正是考虑到家属对尸体完整性的要求，所以在移植实践中，摘取器官后，医生会用纱布将其腹腔填满，然后小心地缝合，使之成为"完好的"尸体。① 捐赠者的亲属依旧实践着传统的丧葬习俗，只不过简化而已。在这里，死亡并不意味着生命的完全终结，而可能是生命的另一种存在形式（郭于华，1992）。人们按死者生前想象其死后的"生活世界"，并创造条件以实现其"生活"的继续。看似"理性"的器官捐赠，实际依然彰显着文化的力量。

---

① 医学界在对遗体捐赠者（被尊称为"无语良师"或"大体老师"）处理时也表现出类似的尊重和相关仪式。

中南大学湘雅三医院公布的一份资料显示，2010 年 6 月至 2013 年 4 月，该院共派出捐赠协调员参与协调的心死亡捐赠案例 180 余例，但单独成功实施的器官捐赠仅有 37 例，协助其他医疗机构完成 8 例。在对众多失败的案例分析后发现（有些案例受多重因素影响），受传统观念（"完尸"）影响的占 37.04%；与肇事方或业主存在赔偿纠纷的占 17.04%；亲属要求经济补偿，不符合捐赠政策的占 14.81%；交警、法医配合不积极的占 13.33%；捐赠者所在医院不配合的占 9.63%；家属意见不统一的占 8.15%；受外界舆论压力影响的占 7.41%；捐赠者病情突变，来不及器官获取的占 5.93%。[①] 这份资料表明，传统文化，尤其是对身体完整性的要求依然在一定程度上影响到实际的器官捐赠。但器官捐赠作为一个公共事件，还受到交警、医院、单位、法医、媒体等多方面的影响。只有实现突破性的协作（breakthrough collaborative），才能提高实际的器官捐赠比率（Shafer et al.，2006）。

这里，特别强调的一点是，传统观念并非铁板一块地成为阻碍器官捐赠的因素。虽然有些观念和行为（如对身体完整性的追求、丧葬仪式）一定程度上阻碍了（某些）器官的捐赠，但中国传统的"报"文化、对"救人生命"的倡导、对"生命延续"的认同也有助于捐赠的实施。两种力量的较量将影响器官捐赠能否实现。

公共性

器官捐赠是家庭内的事务，但它——很大程度上由于其稀缺性和符合主流意识形态——又极易变成一个公共议题和新闻事件。比如，广西阳朔女孩何玥因捐赠器官成为 2012 年度"感动中国十大人物"[②]的人选，中央电视台《新闻联播》对器官捐赠常常有长篇报道（2012 年 11 月 24 日），各大网站常将器官捐赠的新闻放置首页。

---

① 这是中南大学湘雅三医院明英姿教授 2013 年 5 月在深圳举办的"中国人体器官获取组织国际论坛"所做报告《协调员工作流程、角色定位及案例分析》中提供的数据。
② 详见人民网 http://fujian.people.com.cn/n/2013/0220/c339482-18187935.html，2014-01-08。

当器官捐赠成为公共议题时，也会产生一些"未预结局"（unintended consequences）。一位江西籍的年轻农民工遭遇车祸后，其父母将其器官捐赠给了有需要的病人。这一度成为媒体实名报道大爱精神的典型，捐赠者家庭也获得了一些慈善团体和个人的捐助。但父母回村后，村里却闲言闲语，认为父母"卖"了自己儿子的尸体，破坏了死者的安宁。村里人的指责让捐赠者父母抬不起头。

这个案例表明了器官捐赠的官方话语——将其看成利他的崇高行为——与身体完整性的传统观念和丧葬文化之间的鸿沟，也表明了下文要分析的对捐赠者家属的补偿与器官买卖之间难以拿捏的界限。同时我们也看到，捐赠已经超越了家庭内部的决策，涉及整个社区，成为社区的公共议题。大概是由于这一原因，尽管器官捐赠的案例逐渐增多，媒体也饶有兴致地挖掘其新闻价值，但更多的家庭不愿面对镜头，甚至拒绝学术性的访谈。一来他们不想旧事重提，以引伤心之情；二来也不想陷于官方主流意识形态与传统乡土道德的两难中。

捐赠的公共性也会产生其他的效果，比如一些较难处理的纠纷、事件（如交通肇事、工厂事故等），在捐赠"大爱"的媒体报道下，得到有效率的解决。上述 X 的案例背后隐藏的故事是：X 是一家工厂的纸样师傅，年轻有为，来工厂 3 年就当上了主管，但工厂却没有与他签订劳动合同。出车祸之后，X 的家属希望工厂能够给予一定的经济赔付，却遭到厂领导的拒绝。除了厂方对出事员工的不理不睬，交通部门的态度也让家属不满，他们认为交通部门有意拖延时间，不负责任。在做出器官捐赠的决定后，X 的表哥告诉省红十字会的工作人员，要求媒体来采访。而他们要求的媒体并非省内的大媒体，而是当地的报纸和电视台。他说，"我们就希望舆论给厂子一些压力"（20120603 X 的表哥）。省红十字会的捐赠协调员也明白他们的用意："（捐赠者）家属希望厂子里能给他们一定的经济补偿，当地媒体可能在当地影响力大一些"（20120603 H 协调员）。最后，在媒体在场的情况下，厂长拿出了一些赔偿金，并承诺做好其他的善后事宜。

前文小 W 的案例也有相似之处，小 W 是因交通事故而导致的死亡。据家属称，肇事车主为亿万富翁，是当地"最有权有势的人"。司机在肇事后逃逸，但在车祸发生后的第二天，有人携 5 万元自首。

家属们认为前来自首者并非真正的肇事者，该人很有可能是顶包者。其父表示："完成了孩子的心愿，算是放下了一块心头大石，但还有一件心愿未了就是觉得小孩死得很冤。"在媒体采访中，家属诉说了交通事故的来龙去脉。小 W 的事件后来在主流媒体上报道，成为一个公共事件。当地的媒体也跟进了此次交通肇事的后续问题。

已有关于器官捐赠动机的研究显示出捐赠者及其家属的动机变动不居、纷繁复杂（Conesa et al.，2003）。与其在这些复杂动机中纠缠不清，还不如找寻动机背后的社会和文化力量，正是这些力量左右着捐赠决策的做出。我们的研究揭示出，个人与亲属的关系、身体/死亡观和捐赠的公共性，三个互相关联的因素是捐赠能否做出的核心要素，并且贯穿于后文将要论及的器官的获取、分配和回馈中。器官捐赠，就当下而言，还不具有经典礼物理论所言的赠予的"义务性"和社会强制性（马凌诺斯基，2002；莫斯，2002；阎云翔，2000；等等），更多的是在自愿基础上的社会文化事件。也就是说，当捐赠器官成为人们考虑处理尸体的一种方式，而器官成为治疗的工具时，身体的捐赠就成为一个附带医学过程的文化事件，它启动了个人与亲属、自然与文化之间的既有联系，使得生命的赠予成为一种整体性的赠予。

第 六 章

获取与分配

与传统的礼物不同，捐赠的器官不是个人与个人之间的直接流动，它还需要某些中间部门（尤其是医学部门），才能实现身体的价值。在我调查的 G 市，这个中间部门主要包括潜在捐赠者所在医院的主管医生或科室、红十字会的器官捐赠办公室以及移植医院的器官获取组织（OPO）①。见图 6 - 1。

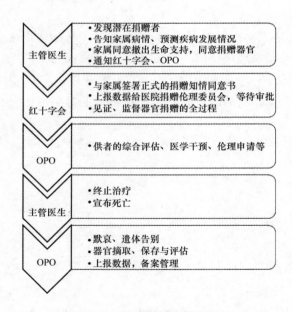

图 6 - 1　器官获取的基本流程

---

① 2013 年 9 月 1 日起，各省开始执行《人体捐献器官获取与分配管理规定（试行）》（国卫医发 2013 年 11 号）。规定中主要突出了在器官获取过程中 OPO 的职责与功能。详见国家卫生计生委网站 http://www.moh.gov.cn/yzygj/s3573/201308/8f4ca93212984722b51c4684569e9917.shtml，2013 - 09 - 10。此项制度刚实施不久，具体的执行还有待观察，本章将主要采用该制度以前的器官捐赠过程资料进行分析。

获　取

守门人

　　谁是潜在捐赠者的最早接触者和发现者？各个医院的 ICU（重症监护室）、神经科等较易发生生命危险科室的医生就是关键的守门人。国外的经验表明，与这些科室加强联系，实现突破性的协作（breakthrough collaborative），将大大提高实际的器官捐赠比率（Shafer et al.，2006）。J 医院器官获取组织的 L 医生在谈到 ICU 医生的重要性和参与积极性上说道：

　　　　ICU 科室的医生对捐赠非常重要。因为（病人及家属）对捐赠的认知，很大一部分来自 ICU 的医生，如果医生根本不接受这事，不积极或者不当一回事，那就对捐献的影响很大了。我分析，大概的困难在于三点。一是，多一事不如少一事，这些科室主要负责其他的病种，与移植关联性不大，让他们参与没有动力；二是，因为医生的主要职责是尽最大努力挽救患者的生命，假如医生提出器官捐赠，会让家属以为他不积极治疗；三是，我国的器官捐赠还刚刚起步，还存在一些争议，现在医患关系这么紧张，无论是医生，还是医院领导，都不想掺和进来。（20121023 L 医生）

　　小 D 是一名捐赠服务志愿者，主要是和各个医院的 ICU 医生打交道，宣传器官捐赠事宜，做一些捐赠后勤工作。他的经验是，虽然很多医院的 ICU 科室主任抵触器官捐赠，但用成功案例去感化他们，将会收到不错的效果。

　　　　我就是进入医院的 ICU，找他们的主任谈。之前经济开发区医院的主任一开始怕，但是后来做了一例病人之后，那家病人没有抵触情绪，就说捐赠，后来那个主任也觉得挺开心的，好像是帮到了人家的忙。他还很关心那个病人的器官救了人没有。（20130422 D 志愿者）

2013 年 5 月 11 日在深圳召开的"中国人体器官捐赠获取组织国际论坛"上（笔者应邀参加），国家卫生计生委的负责人表示，中国将参照美国等国家的制度设计，将脑死亡患者的转介情况（将潜在捐赠者信息告知红十字会和器官获取组织）作为各个医院的评审指标之一，以此增加捐赠者的数量。如果这个制度实现，那么 ICU 等科室将不可避免地成为很重要的一个环节参与到器官捐赠中来。这项制度必然是有效的，但我们也需谨慎对待，尤其是必须强调脑死亡的判定要依据国家的判定标准，不与器官捐赠相关，独立开展。另外，捐赠者本人及家属的自愿、知情、同意也是一个不能动摇的前提。正如图 5-1 的流动循环所表达的，器官捐赠的每一步骤环环相扣，一步遭遇偏差，都将给整个捐赠事业蒙上阴影。

第三方

H 女士是省红十字会器官捐赠办公室的工作人员，也是器官捐赠协调员①，她原来是一家医院的医生，后来到红十字会工作。我们接触到的几个案例，她都在现场，每次都风尘仆仆，总能给人以亲切的印象。她说她经常往返于佛山、清远、韶关、东莞等一些城市，甚至半夜还在医院里，因为捐赠者死亡的时间不是人为控制的，她必须见证捐赠的全过程。当捐赠者家属或者病人所在医院的医生（经常是 ICU 等科室的医生）联系到省红十字会，考虑器官捐赠时（即潜在捐赠者出现），基本是她前往所在医院开展协调工作，包括了解捐赠者病情、家属同意情况，以及回答家属的疑问。下面是上文捐赠案例 X 的表哥与 H 女士之间的一部分对话：

表哥：我们只捐内脏，面部的都不捐。那怎么保证医生拿了哪些？

H：整个过程我会全程见证的，一定会在心死亡后，才开始

---

① 《人体捐赠献官获取与分配管理规定（试行）》（国卫医发 2013 年 11 号）对器官协调员的资质进行了限制，强调了其医学背景和执业资质等方面。

动手术，你们愿意捐的我们才取，不愿意捐的我们绝对不会动。会尊重你们家属和死者。这个你放心。

表哥：那捐献了的器官用到哪里去了我们可以知道吗？我们只想给最有需要的人，不是那些什么其他的（有钱，有权，或特殊交易什么的）。

H：这个器官的分配过程我们也会监督，会根据登记在系统的排队等候者的情况来分配。但是最后受捐者的情况我们是不能透露的，更不可能让你们见面，这个是国际惯例。（20120603 H 医生 + 表哥）

上述对话中，X 的表哥主要的担忧一是器官的获取问题。因为器官的摘除手术，是在封闭的环境中完成的，医生外的其他人员不得入内。二是器官的分配是否存在暗箱操作和钱权交易。在这种情况下，第三方的独立监督就显得尤为必要。既有医学背景，又有公益性质的红十字会及其成员，可能是中国目前最好的监督方。器官获取组织的 L 医生在谈到红十字会的作用时说：

他们（红十字会）的角色就是器官捐献的宣传和发动，还有就是他们像检察院一样，其实他们应该像检察院一样，就是去说什么呢，全程的监督，第三方的监督，否则的话这个（器官捐赠），单纯由医院去做是不合适的。因为医院是使用器官，器官的使用者，你去做这件事情，你监守自盗怎么办，怎么办，你把标准放低，为了达成捐献，你做很多事情可能违背原则。所以需要红会来介入这个里面。（20120327 L 医生）

这就是说，红十字会下设的器官捐赠办公室主要起到器官捐赠的宣传动员、联系、协调器官捐赠事宜作用，更重要的是，作为独立的第三方监督、见证器官的获取、分配，乃至回馈全过程。

志愿者

器官获取组织（OPO）是器官获取的核心部门。我调查的 J 医院 2011 年 6 月成立了国内第一家 OPO，其主要职责是与其他科室，尤其是 ICU 的医生接触与沟通，促使其将潜在的供体转接给 OPO 进行医学评估，在获得家属同意、医学许可、医院伦理委员会批准的情况下，开展器官的摘取、分配与数据收集等工作。目前由 L 医生具体负责。这个组织由医院的领导层组成领导小组，下设工作小组，具体包括临床部、科研部、社工部和办公室。临床部主要负责对潜在供体进行评估和维护、器官摘取、保存与分配；科研部负责相关项目申请和数据分析；办公室主要处理一些日常事务；社工部主要是由 OPO 的志愿者组成。

社工部的志愿者也存在不同分工。有人负责与其他医院的 ICU 等科室联络，宣传器官捐赠政策，做一些后勤工作，如上文的 D 志愿者；有人主要对患者家属的情感安慰、疑难解答，以及其他的后勤，比如家属的吃饭、住宿之类。小 M 属于后者。据我们了解，小 M 没有从医院获得固定的收入，医院只是支付一定的交通费和必要的劳务费而已。

小 M，"90 后"女生，自 2012 年 4 月加入 J 医院 OPO 成为一名器官捐赠服务志愿者以来，接手器官捐赠案例 40 余例。她主要做一些与捐赠家庭沟通、情感抚慰等后勤工作。小 M 是福建人，高中毕业后就来深圳打工，做过文员、美容师、服务员。弟弟依靠修车维持生计，哥哥则继承家业种植茶叶。爸爸是四兄妹中的老三。平时，爷爷奶奶与二叔合住，二叔外出打工时，爷爷奶奶便由小 M 的父母照料。

2010 年年初，小 M 的男朋友在深圳出了车祸，被医生诊断为脑死亡。深圳有广泛的器官捐赠的宣传，这也影响到了她男朋友。他曾经口头表达过器官捐赠的意愿。但谁知悲剧真的发生了。小 M 将他的生前愿望告诉男方父母，但他们最终还是没能接受。这是小 M 第一次距离器官捐赠这么近。

在这之后，她离开了深圳这个伤心地，来 G 市的一家咖啡厅上班。就在这个咖啡厅里，小 M 无意间听到几位客人谈论器官捐赠的情况，于是就很好奇地与他们聊起天来，并说起了自己的经历。这其中的一位客人，就是 J 医院 OPO 的总干事 L 医生。他问小 M 有无做志愿者的打算，去帮助那些器官捐赠者家庭实现意愿，并当场打开电脑，用已有的幻灯材料介绍当前的器官捐赠的现状，帮助小 M 理解这份工作。

小 M 考虑了一些日子。"觉得可以做下去，想实现我那个朋友没有实现的愿望，因为当时挺可惜的。"作为一个年轻的女孩子，经常与死亡打交道，小 M 也担心父母和家人会反对。2012 年 4 月，小 M 正式成员一名志愿者。因顾虑家人无法接受，她开始并未告知他们自己的工作。过了一段时间后，她才向父母提及，出乎意料的是，父母认为这是一件好事，在延续他人的生命，了不起。母亲尤其乐于向亲戚朋友提起此事。这让小 M 轻松很多。

后来，母亲偶然听人说起器官捐献属违法工作（与从事器官买卖的黑市混淆），很是害怕，特地打电话给小 M 问明情况。小 M 向母亲解释说自己是在正规医院，是完全合法的。之后，姑姑患病前来 G 市求医，母亲还专程跟来，亲眼看到 J 医院后才放心。

其实最让小 M 担心的，还是爷爷奶奶的反应。他们属于老一辈，思想比较守旧，尤其是爷爷还信奉鬼神，是村内有名的驱鬼人。小 M 害怕爷爷反对她的这项工作。当她和爷爷说起时，爷爷也点头称赞，认为这是在做好事。原来前几年爷爷在厦门接受了眼角膜移植手术。小 M 在外打工，家人怕她担心，并没有告诉她爷爷的病情。手术后的效果非常好，爷爷的眼疾消除，身体也很健康。爷爷很感谢这些捐赠者。知道小 M 是在帮助这些捐赠者实现意愿，自然称赞。

小 M 回忆说，刚开始做志愿者时，也曾有过害怕。她曾在手术室为上文所述的捐赠者 X 穿上寿衣，还认真地端详起他的遗容。他被化了浓妆，颇像鬼片中戴古装帽子的红脸小鬼。小 M 当时被吓退了好多步，长时间感到头晕、恶心。那时她打电话给爷爷。爷爷吩咐她回家煮两个鸡蛋，染成红色，吃下去，再吃下一碗面，这样看到什么或被什么缠上时（民间所谓的被鬼怪缠身）就能够避开。小 M 照做后，不适感便消失了。爷爷常对她说："你做器官捐赠的工作，不要害怕，你是在救人，不是在害人。死人是很神圣的东西，怕了就会对你不利。"但她也说，那段时间工作强度大，不适感可能是疲劳反应。在经历了多次的捐赠案例后，小 M 渐渐对捐赠者有了敬畏之情。"我觉得胆大是一个，更重要的是一种敬畏之心。有的人胆子很小，怕昆虫啊。但是对于死者，就会觉得只不过是生命的停止，跟我们是同一属性的，就不会怕。但是恐怖片那些我就不敢看，那些跟这个是不一样的。"

面对捐赠者的家属，小 M 感到很沉重，她甚至不知道用哪种心情去面对家属，因为没法劝说，也不知道说什么。往往就是陪着家属一起，听他们诉说，给他们递递纸巾，帮他们倒杯水。面对极度悲痛的家属来说，或许倾听和陪伴是最好的慰藉了。

在 L 医生的建议下，她剪了长发，穿着得体，给人亲切、干练、专业的印象。小 M 原想成为一名正式的器官捐赠协调员，但 2013 年 8 月国家出台的《人体捐献器官获取与分配管理规定（试行）》对器官协调员的资质进行了限定，要求他们必须有高等学校医学专业或护理专业背景。这就意味着像小 M 这类草根的志愿者可能无法获得协调员资格证书，尽管他们在实践中已经积累了相当多的经验知识。

我在这里想强调的是，在中国当下医疗社会工作等相关职业不发达的情况下，器官捐赠尤其需要一些志愿者参与。我参与的几起器官捐赠案例就能说明一些问题。当家属签订了《器官捐赠同意书》后，考虑到器官的质量，OPO 的医生就需要在最短的时间内完成器官的获取以及分配工作。时间越短，对移植病人来说，移植效果越好。但另一方面，家属则被拦在了手术室外，只能孤零零地站在冰冷的走廊过道里，他们甚至在签订了《器官捐赠同意书》后，还有一些顾虑和疑问，往往找不到人去咨询，或者是倾诉。这个时候尤其需要志愿者的参与，无论是从情感上，还是在行为上（帮助他们料理死者后事，安排饮食和住宿等）给予他们帮助。小 M 在相当长的时间内实际上是在做这项工作。我在调查时也部分地充当了志愿者，比如协助贵州的一位捐赠者家属去买寿衣，帮助他们与医生沟通，完成一些愿望。

不得不提及的是，在中国的当下，因其稀少以及与主流意识形态的契合，器官捐赠已经成为地方乃至国家媒体的关注事项。所以，每每有器官捐赠发生时，总会引来一群记者的采访。新闻要求时效性，这与学术性的访谈不同。我调查时，遇到家属情绪波动很大，或者不愿意回答，我甚至会放弃当天的访谈，试图改天或者通过其他方式获得资料。但媒体不同，他们必须想尽一切办法尽可能地让捐赠者家属开口，接受他们的新闻调查。家属甚至要面对来自不同媒体的多次盘问。在一群媒体人员用闪光灯和话筒，还有那些我根本叫不出名字的采访设备齐刷刷地向捐赠者家属"开火"时，对于大部分家属来说，这是他们第一次接受媒体的关注。当家属们或是因为害怕、或是悲伤、或是因为灯光太刺眼，掩面拒绝回答，这个时候，所谓的"灯光暴力"或者"媒体暴力"尽显眼前。假如有志愿者参与的话，那么保护家属不被媒体过度打扰和情感上不受过度刺激就成为其工作职责之一了。

死亡判定

在上文，我曾专门讨论"尸体和器官的文化生命"，其中涉及死亡的文化意义。实际上，在医学的发展史上，什么是死亡？本身就存在论争。

在人类长久的死亡判定历史上，存在着共同的文化认同，即心跳和自主呼吸停止预示着生物性死亡（即所谓心死亡）。而随着医学技术的发展，尤其是体外呼吸机及其他生命支持系统的发展，使得即使个体的心肺自主功能丧失，患者也能利用这些生命支持系统维持几天甚至更长的时间。随着科学界对生命认识的发展，以及考虑到生命垂危之际大量的医药消费和移植器官质量等方面，20 世纪 60 年代，法国、美国等国家提出了脑死亡——全脑或脑干功能的不可逆性丧失——即为死亡。1968 年哈佛医学院提出了世界上第一份脑死亡诊断标准，简称"哈佛标准"。除此之外，其他国家（法国、瑞典、英国、日本等）也制定了大同小异的标准。目前关于脑死亡的诊断依然存在争议。这个争议本身就说明了死亡还不完全是确定的生物学事实，而是充满了复杂性和文化多样性。

这种理性判定死亡的标准尽管存在争议，但也得到了越来越多国家的认同，并立法通过。中国虽有多次关于死亡标准的讨论，一些医学专家也试图推动脑死亡立法，但始终未能如愿。把脑死亡的人作为

"尸体"，彻底侵犯了我们传统的死亡观念，因为当身体还是暖的、心脏还在跳动、面色还是正常时（体外生命支持系统的作用），就下达死亡判定书，或者是对身体进行处理，比如器官获取，挑战了我们对死亡的认知底线，甚至有被控诉为"谋杀"的危险（Ohnuki-Tierney，1994）。况且，这种脑死亡的判定不再允许亲人观察到死亡的渐进"过程"，死亡的发生完全由医疗专家决定，这无疑隔离了亲人与死者最后的亲近时刻，伤害了亲属们的情感。脑死亡判定在中国的遭遇说明了死亡还不仅是一种临床事实，也是一种社会和文化建构。

国际上对心死亡后进行的器官捐赠（DCD）称为无心跳器官捐赠。1995 年荷兰马斯特里赫特（Maastricht）国际会议对 DCD 做出了五个划分。

Ⅰ类：入院前死亡者，热缺血时间①未知。属于"不可控制"类型。

Ⅱ类：心肺复苏失败者，这类患者通常在心脏停跳时给予及时的心肺复苏，热缺血时间已知。属于"不可控制"类型。

Ⅲ类：有计划地撤除心肺支持治疗后等待心脏停跳的濒死者，热缺血时间已知。属于"可控制"类型。

Ⅳ类：确认脑死亡的患者发生心脏停跳，热缺血时间已知，属于"可控制"类型。

Ⅴ类：危重病人发生意外的心脏骤停，热缺血时间已知。属于"不可控制"类型。

参照国际经验，具体到中国的实际，2011 年 2 月，中国人体器官移植技术临床应用委员会通过并公布了中国人体器官捐献分类标准（简称"中国标准"，卫办医管发〔2011〕62 号），即：

中国一类（C-Ⅰ）：国际标准化脑死亡器官捐献（donation after brain death，DBD），即脑死亡案例。经过严格医学检查后，各项指标符合脑死亡国际现行标准和国内最新脑死亡标准，由通过卫生部委

---

① 热缺血时间与冷缺血时间相对。热缺血时间是指器官从供体供血停止到冷灌注（冷保存）开始的这段时间。冷缺血时间是指器官从冷灌注（冷保存）开始到移植后供血开始的这段时间。

托机构培训认证的脑死亡专家明确判定为脑死亡；家属完全理解并选择按脑死亡标准停止治疗、捐献器官；同时获得案例所在医院和相关领导部门的同意和支持。

中国二类（C-Ⅱ）：国际标准化心脏死亡器官捐献（DCD），即包括马斯特里赫特标准分类中的Ⅰ到Ⅳ类案例。

中国三类（C-Ⅲ）：中国过渡时期脑—心双死亡标准器官捐献（donation after brain death awaiting cardiac death，DBCD），与马斯特里赫特标准的Ⅳ类相似，属可控制类型，符合脑死亡诊断标准。由于国家脑死亡法尚未建立，且家属不能接受在心脏跳动状态下进行器官捐献，对于此类供者，应按 DCD 程序施行捐献，即撤除生命支持，待心脏停跳后实施捐献。

为避免制度和文化上的过度冲突，又需要提高移植器官的质量，使待移植器官不至于因缺血缺氧问题而遭到浪费或质量下降，中国的器官移植实践多采用可控性的心死亡器官捐献（DCD），即捐赠者是被有计划地撤除支持治疗后等待心脏停跳的濒死者。[①] 目前我国医学界提出了脑心双死亡标准器官捐赠（DBCD），即先判定为脑死亡，待家属同意心死亡器官捐赠后再有计划地撤除捐赠者生命支持系统和升压药，等待其心死亡后再获取器官（上述 X 的案例就属此类）。这是一项既尊重传统死亡标准，又考虑移植质量的创举。据医学研究指出，这类可控性 DBCD 移植质量与 DBD（脑死亡器官捐赠）移植质量相差无几（霍枫等，2012）。

需要注意的是，考虑到器官获取组织（OPO）与器官捐赠之间可能的利益关系，捐赠者的死亡判定不能由 OPO 的成员参与，而是由独立的专家团队完成。这样，器官在多个部门（病人所在医院、红十字会、OPO）、不同人员（主管医生、协调员、志愿者、外科医生等）的参与和推动下，终于离开了它原先的主人，变成了一个实实在在、亟待让渡的礼物。此时，它依然由 OPO 托管，并没有直接地到达它意欲前往的接受方，而是等待着进一步的分配。

---

① 详细过程请参考《中国心脏死亡器官捐赠工作指南》2010 年。

分 配

在说器官的正式分配之前，有必要谈一下捐赠者或其亲属的分配意愿问题。在我们的案例中，几乎所有的捐赠者亲属对器官的去向都有所考虑，甚至是要求。

上述捐赠者 X 的表哥所言："我们只想给最有需要的人，不是那些什么其他的（有钱，有权，或特殊交易）。"（20120603 X 的表哥）

X 的妻子也说："我就希望看到那个器官去了哪里，用的人活得好不好。这样我就感觉我丈夫还活着。"（20120603 X 的妻子）

老家贵州的捐赠者 G 的父亲说："我的要求是，假如接受者能联系我，我就想到孩子的器官还活着。"（20121108 G 的父亲）

捐赠者小 W 的父母："不要将器官捐给年龄太大的人，这样器官才可以用得更久，使捐赠更有意义，孩子也可以走得更长。"（20121122 小 W 父亲）

还有的家属认为，捐赠者心地善良、乐于助人，虽然捐赠者生前未表达捐赠的意愿，但家属认为，捐赠器官也是他或她愿意的，但家属的要求是接受者必须是个"好人"，这样才能配得上善良之人的器官。还有对接受者性别、职业等的要求。但现实是，捐赠者家属只能获得接受者有限的信息，仅仅被告知器官移植成功与否，器官的流向并没有按照他们的意愿完成。同时，接受者也不知道捐赠者的具体身份，他们往往被告知的信息只是器官的质量如何。这样，器官捐赠，如果说是一种礼物的流动，那么它造就的只能是陌生的、匿名的礼物关系。

赠受双方是陌生人间的关系，比较容易理解。因为接受者恰好是其熟人，而且医学配型也成功的例子毕竟可遇不可求。[①] 要求双方匿名，似乎不近人情。但实践表明，这或许对赠受双方都是有利的。因

---

① 这里所分析的是尸体器官捐赠，与活体器官捐赠之赠受关系不同。《卫生部关于规范活体器官移植的若干规定》（2009）中指出，活体器官捐赠的双方关系限于配偶、直系亲属/三代以内旁系血亲、养父母与养子女、继父母与继子女之间的熟人亲情关系。详见附录。

为，其一，很多分配愿望医学难以满足，比如，赠给所谓"好人"着实是一个困境。所以接受者主要是按照医学的标准来分配的（下文将详细介绍，也可参见附录）。其二，捐赠者家属试图联结赠受关系，可能并非是接受者愿意的，因为国际上已有先例表明这可能给接受者家庭带来无穷的麻烦（比如捐赠者父母试图与接受者建立亲子关系），甚至是金钱的索取（Sharp，1995）。其三，为了防止器官的买卖。一旦知晓双方的信息，在资源稀缺的情况下，则可能出现器官的交易。其四，在一些移植案例里，捐赠者的多个器官移植给了不同的病人，假如都试图建立这种亲情关系，则必然面对着伦理学的考量。①所以，中国的移植实践，遵从国际上的惯例，也执行了这种双向的匿名原则，尽管这种做法也可能被其他方面所干扰。②

据中国卫生部门的统计，目前我国每年约有 30 万患者需要器官移植，真正能够完成移植的只有约 1 万人。③ 器官供求的巨大悬殊使得器官的分配，或者直接说生命的分配，成为一个棘手、艰难的问题。分配不是在器官获取后的顺序工作，实际上，在发现潜在捐赠者时，分配已经开始了。从潜在捐赠者出现，到器官被移植到最终的病人身上，至少经历了两次分配。

第一次分配发生在捐赠者所在医院，是将捐赠者分配给某一家器官获取组织（OPO）。当发现潜在的捐赠者时，主管医生应该通知哪家医院的 OPO 呢？目前，全国只有上海市建立了省级的 OPO，其他

---

① 最近我与一位移植医生讨论这个话题时，他提出的一种可能也值得关注。之所以现在赠受双方是匿名的，还可能源于移植机构和医生也不想赠受双方相互认识。因为一旦认识了，那么赠予方仅仅获得了少量的医疗补贴（见后文分析），而接受者需要支付大量的所谓"器官来源费"（我在前文讲述移植者的后移植生活时有所提及），这中间的"差价"就很容易被暴露。《人体器官移植条例》（2007）规定，移植病人需要缴纳的主要是为移植而发生的医药费用、保存和运输费用，并不包括"器官来源费"。各大移植医院向移植病人收缴的所谓"器官来源费"，既没有统一标准，也缺乏合法性。

② 媒体对器官捐赠者和接受者实名制的报道实际上可能破坏了这种惯例，将捐受双方置于尴尬的境地。所以在这里，我更愿意建议，尽管捐赠的行为值得推崇，但为了不给他们双方带来不必要的困扰，新闻报道应该匿名或化名。前文江西籍捐赠者家属面临村庄非议的案例也表明了这一点。

③ 参见新华网 http://news.xinhuanet.com/yzyd/health/20130226/c_114807012.htm，2013 - 06 - 15。

都是各个医院自己的 OPO，中国内地尚未建立区域性或全国性的
OPO。这就是说，中国有 160 多家具有器官移植资质的医疗机构，理
论上讲就有 160 多家 OPO。假如任意地分配，那么 OPO 争夺资源就
成为必然的事态（媒体也有报道这种乱象）。为防止出现各 OPO 无序
争夺器官资源，G 市所在省级卫生行政部门划分了省内各个 OPO 的
服务范围。这个划分有两个原则，其一是唯一原则，即各级各类医疗
机构只有唯一的 OPO 为其服务；其二是就近原则，即尽可能考虑到
OPO 与所服务医疗机构的距离，以缩短器官运输的时间，保证器官的
质量。这就是说，每家 OPO 都有自己的协作医院，当出现潜在捐赠
者时，捐赠者所在医疗机构所对应的 OPO 就成为了捐赠者的必然所
向（见表 6 - 1）。

表 6 - 1 　　　　　　　　　广东省 OPO 及其服务范围

OPO 名称	联合单位	服务范围
中山大学附属第一医院联盟器官获取组织	中山大学附属第一医院、暨南大学附属第一医院、深圳市孙逸仙心血管医院	广州市（越秀区、黄浦区、增城市）、深圳市（宝安区、光明新区）、东莞市、清远市、茂名市
中山大学附属第三医院联盟器官获取组织	中山大学附属第三医院、南方医科大学珠江医院、中国人民解放军第 458 医院、广东省中医院	广州市（天河区、萝岗区、南沙区）、深圳市（南山区、福田区、龙华新区、空港新区）、江门市、韶关市、揭阳市、湛江市
广州军区广州总医院联盟人体器官获取组织	广州军区广州总医院、广东省人民医院、广东省第二人民医院、广州医科大学附属第一医院、广州医科大学附属第二医院、广州医科大学附属第三医院	广州市（海珠区、荔湾区、番禺区）、深圳市（罗湖区、龙岗区、盐田区、布吉新区、坪山新区、大鹏新区）、梅州市、河源市、阳江市、云浮市、汕尾市
南方医科大学南方医院人体器官获取组织	独立	广州市（白云区、花都区、从化市）、惠州市、汕头市、潮州市
佛山市第一人民医院人体器官获取组织	独立	佛山市（含顺德）、肇庆市

续表

OPO 名称	联合单位	服务范围
中山市人民医院人体器官获取组织	独立	中山市、珠海市

注：OPO 联盟内医院属于所在 OPO 服务范围，不受医院所在行政区域限制。

当捐赠者被运送到具体的 OPO，就面临着器官的第二次分配，也是器官的最终分配和流向，即分配给病患，至此赠受之间才连接起来。如果说第一次分配是一个组织管理问题，那么第二次分配则是一个医学权力问题。

中国的器官分配曾长期处于一个医学权力滥用的状况。据我的信息报道人介绍，中国相当长一段时间是依靠移植科室的领导和主管医生自行决定器官的流向，这自然会考虑到医学的因素，但医学之外的所谓"关系"的因素也必然参与其中，医生的权力决定着器官的走向。在移植病人为数不多的 2000 年之前，分配问题还未突显出来。但随着移植水平的提高，移植人数的增多，公民自愿捐赠的不足，这时分配就成为一个核心问题了。

2010 年，在参考了美国等国家的器官分配与共享体系的基础上，国家卫生部印发了《中国人体器官分配与共享基本原则和肝脏与肾脏移植核心政策》（2010，详见附录），并开发了中国肝脏、肾脏分配与共享的计算机系统。这个系统在我所调查的 J 医院于 2011 年 4 月首次应用，目前已经在全国的其他移植医院推广。这样，器官捐赠者及家属将分配的权利让渡给医疗机构，而医疗机构无论出于自愿还是政策强制，将其进一步让渡给了计算机系统。

以肝移植为例，这个分配系统实际上主要由两个子系统构成，一是 OPO 使用的捐赠者登记和器官匹配系统，一是移植医院使用的移植等待者系统。移植等待者首先按照医疗紧急度评分和等待时间排序（并随医学数据的变化而变化），捐赠者与移植等待者匹配排序的标准依次是：地理因素、年龄因素、医疗紧急度评分、血型匹配、器官捐赠者及其亲属的优先权、等待时间。在红十字会协调员的监督下，当匹配的按键由 OPO 工作人员点击时，器官完成了分配。有两点需要说明。其一，地理因素作为第一分配因素，即区域优先原则，意味着捐赠的器官首先分配给获取该器官的 OPO 所属移植医院的等待者，然后是省级区域内其他移植医院的等待者，最后才是在全国范围内进行分配。制度之所以如此安排，主要是提高各个移植医院 OPO 发现和接受捐赠者的积极性，同时又避免因器官垄断而发生浪费现象。其二，如此紧缺的资源分配给某个移植病人，对已经苦苦等待的器官接受者来说，就如同救命之神的到来，他们几乎很少有讨价还价的余地，欣然或是无奈地接受"生命的礼物"，从此过着上文所言的后移植生活。

如此，器官经由专门组织的获取、摘除后，经过计算机系统的分配，在最大限度地降低人为因素的条件下，实现了它的归属。分配系统抛开了捐赠者或其亲属的分配意愿，避免了新的拟制的亲属关系的达成，也限制了医学权力的滥用。它所导致的不是熟人之间关系的再生产，相反，建构的是一套主要基于地理和医学因素的陌生人之间的匿名礼物关系。

第 七 章

回 馈

莫斯（2002：4）在《礼物》中试图回答的核心问题是，"在后进社会或古代社会中，是什么样的权利与利益规则，导致接受了馈赠就有义务回报？礼物中究竟有什么力量使得受赠者必须回礼？"他提出了一种所谓"hau"的魔力（礼物之灵），即礼物携带了捐赠者的本性、精神、生命力，这种力量神秘而危险，总是迫使礼物回到它原初出发的位置。前文的研究已经揭示出，所赠予的器官，至少在捐赠者亲属和接受者看来，是携带了其主人的性情和人格。但这绝非造成回馈的那股神秘力量。器官捐赠是捐赠者本人或家人与"社会"这个匿名但真实存在的整体进行交换。一方面，捐赠者及家庭为他人或这个社会做出了贡献和牺牲；另一方面，医院、红十字会、政府等作为社会的代理人（agent）对捐赠者家庭进行人道的回馈，表现为对死者的纪念、对生命的尊重以及对其家庭的援助。

首先需要澄清的是，中国目前推行器官捐赠的基本原则是自愿无偿的。自愿性与强制性、强迫性相对，比较容易理解。但何谓"无偿"则存在争议。无偿是没有任何形式和内容的回馈或激励吗？还是允许有所回报？2008年，世界卫生组织为此专门制定了原则，其中第五条原则表述为：

> 细胞、组织和器官应仅可自由捐献，不得伴有任何金钱支付或其他货币价值的报酬。购买或提出购买供移植的细胞、组织或器官，或者由活人或死者近亲出售，都应予以禁止。禁止出售或购买细胞、组织和器官，不排除补偿捐献人产生的合理和可证实的费用，包括收入损失，或支付获取、处理、保存和提供用于移

植的人体细胞、组织或器官的费用。（世界卫生组织，2008；详细条款见附录）

这项原则及其解释性条款实际在为"无偿"做诠释。它很明确地规定了，为保证器官获取的无偿性，禁止为器官定价和金钱支付。但以下几种情况依然被视为无偿范畴：一是象征性的对捐赠者（家庭）的感谢。所谓"象征性"表明这种激励不能用货币来衡量，不是实际意义的付款行为，更不可以转让给第三方，以获得货币价值。比如纪念章、悼念仪式等。二是该原则允许补偿因捐赠而发生的费用（包括交通费、医疗支出费用）。该原则同时强调了使用器官时支付器官获取、保存、处理、检验等费用的正当性。G 市主要通过仪式纪念和人道补偿两种方式表达对捐赠者及家属的感谢与敬意。

仪式纪念

从器官捐赠者何玥成为 2012 年"感动中国"十大人物之一[1]，到原卫生部副部长黄洁夫亲自主刀案例中小 W 的器官摘取，以及小 W 获得"京华年度公益奖"的称号[2]，再到各种关于器官捐赠的宣传标语（如"大爱无疆""赠予生命"），都表明了从官方到社会对器官捐赠的肯定，对捐赠者及其家属的敬重。在尸体器官捐赠过程中，还有一些仪式有必要特别分析。小到在摘取器官手术之前的集体默哀，大到公祭仪式都表明了人们对捐赠者的悼念与感谢。这里我们重点分析 G 市所在省份每年清明节前后开展的公祭仪式及其意义。

2008 年 5 月 8 日，省红十字会在正果万安园公墓设立了红十字纪念园。每年的清明节前后，红十字会将在此举办遗体（器官）捐献者公祭仪式。笔者于 2012 年 4 月 18 日和 2013 年 4 月 22 日两次前往参与。

---

① 详见人民网 http://fujian.people.com.cn/n/2013/0220/c339482 – 18187935.html，2014 – 01 – 08。

② 详见新浪网 http://gongyi.sina.com.cn/gyzx/2013 – 04 – 15/104042162.html，2014 – 01 – 08。

红十字园所在的正果万安园是一座大型人文纪念公园，离 G 市市区 50 分钟车程，交通便利。2005 年"感动中国"十大人物之一的丛飞也安息在此。红十字园坐落在陵园的一角，设计精简，园子正中间树立一块刻有对遗体以及器官捐赠者赞美之词的玻璃碑，碑两侧分别为两具镂空男女人像图，玻璃碑正前方横放着一块"生命因奉献而美丽，社会因博爱而和谐"的石匾，园子前方的空地上竖立着刻有捐赠者名字的纪念石碑，园子一侧安放着国际红十字会创始人亨利·杜南的石雕像。

在两年的公祭仪式上，中国红十字会秘书长、省红十字会（副）会长、各个移植医院的负责人都应邀参加。2013 年的仪式上，捐赠者家属和接受者及家属共约 60 名，加上各种媒体人士、志愿者等，参加仪式的有 100 余人。公祭仪式由仪仗、致辞、颂赞、感动、缅怀五个主题组成，全程约一个小时。本年度的捐赠者姓名被镌刻在一块黑色的石碑上，而仪式的主体部分就是由仪仗队将这块刻有捐赠者姓名的石碑送入红十字园中。空灵的音乐伴随着解说词，四名男仪仗队员将石碑抬上肩，多名女仪仗队员跟随，捐赠者家属则手拿白色菊花，紧随其后，走向红十字园。

当刻有捐赠者姓名的石碑放定在红十字园之后，由红十字会的主要领导代表社会对捐赠者表示感谢。紧接着，捐赠者家属代表与器官受赠者代表分别讲话，表达怀念和感激。随后，由红十字会领导一一宣读入园的捐赠者名单，每一个名字的诵出都表明了人们对他们的铭记。一些向园内献花的亲属，蹲扶在玻璃碑下，低声哀悼，久久不愿离开……

虽然身体已死，器官已捐出，但嵌入在身体和器官上的社会关系依然存续着。纪念园和纪念碑，既是一种象征性的安息之所，也充当了捐赠者亲人、朋友、接受者、志愿者、移植医生私人的或公共的纪念空间，充当了社会的纽带（Bolt，2012）。纪念碑的设立和公祭仪式发挥着特有的功能。

首先，为捐赠者家属提供了一个缅怀纪念的空间和机会。2012年的公祭仪式上，作为捐赠者家属代表发言的是一名捐赠者的父亲。其子 J 是一名"90 后"捐赠者，因身患"再生障碍性贫血"无法救治，最后在某医院实现器官以及遗体捐赠。2013 年的纪念仪式上，我们再一次见到了他和他的女儿。由于 J 捐赠了器官，也捐赠了遗体，所以红十字园内没有他的"骨灰"，只有一个名字。但在家人看来，刻有名字的石碑恰是家属与"消失的身体"的最后联系，这里象征着儿子的存在。父亲说："可能的话每年都会过来，觉得有个寄托吧。"（20130422 J 的父亲）

其次，通过入园仪式让捐赠者的名字进入红十字园也是对捐赠者褒扬的集中体现。将捐赠者名字集体刻在石碑上，这是一种常见的纪念仪式。而宣读入园的捐赠者名单是一个重要的过程，这个过程表达了对捐赠者高尚行为的肯定与鼓励。上述案例中小 W 的父亲当初担心将其骨灰带回老家会令她的母亲触景生情，于是也选择将其骨灰留在纪念园里。2013 年 4 月 22 日是家人第三次来这里"看望"小 W 了。春节、清明前都来过。这次，小 W 的外婆、舅舅一家、小姨一家全都过来了，当地政府还安排了车辆，接送他们参加这次仪式。当听到女儿的名字在宣读名单中时，父亲泪流满面。他在新的石碑上找到了女儿的名字，带领家人一起祭奠。

另外，仪式也为器官接受者提供了表达感谢的机会。每一次仪式都会有器官接受者向器官捐赠者表达感激。2013 年的仪式上，器官接受者代表哽咽说道："我可能会忘了我的生日，但是我永远也不会忘了你给我第二次生命的那一天。"（20130422 一位移植者）这是生命礼物真正意涵的最好体现。

当媒体将某些纪念场景搬上电视、报纸和网络，百余人参与的仪式，就变成了一个公共的纪念和哀悼。它让我们明白，在清明前后，我们在纪念自己已故亲人的同时，在我们的周围，还有一些陌生人为了他人的生命，作出了自己的贡献，他们也应该值得我们去纪念，甚至是反思。

人道的物质补贴

捐赠者及其家属或许已经在医院里支付了大量的医疗费用，捐赠后的遗体火化和安葬花费不低，作为家庭经济支柱的捐赠者的故去也可能会让其家属生活难以为继。在这种情况下，捐赠部门、民政部门、基金会等会考虑给予捐赠者家庭以合理的补偿，或者说人道救助。这一点与具有完善的社会保障制度的国家不同，因为上述的医疗费用和丧葬费用，在这些国家完全可以通过保险制度来解决（沈中阳等，2006）。在谈到补偿时，器官获取组织的 L 医生说：

> 这个，本来确实是无偿捐献的，但是如果说一点都不体现，或者是说，确实有困难的捐献者，你不帮助他，这也是说不过去的。在国际伦理上讲呢，是坚决杜绝有偿，但中国高层设计的理念就是说，我们不是有偿，我们不是给你钱，我们用其他方式，比如说，你的家庭困难，你这次住院，花了很多钱，这个病人已经花了很多钱了，这个捐献者已经花了很多钱，还欠了很多钱，这笔钱谁来出呢？国家来出，国家设立一个基金，来出这部分钱，这个家庭很困难，不能给他钱，那我们可以帮他解决丧葬问题吧，小孩儿读书，对吧，医疗保险，从这些生活层面去关照。（20120327 L 医生）

近期出台的《国务院关于促进红十字事业发展的意见》（2012）中提出，要探索在省级以上红十字会设立人体器官捐献救助基金，为捐赠者家庭提供必要的人道救助，包括丧葬补贴、医药费补贴、子女教育补贴等。在这个基金尚未建立之前，J 医院成立了自己医院的补偿制度，主要是为患者家庭减免医药费、按照 G 市的丧葬标准提供丧葬费用等。

> 在没有这个基金之前，现在我们的做法是，我们医院成立一个这样的，但是这个东西只是临时的，因为，我不能不做，这些东西我要做，我们现在的做法其实就是这样做的，就是解决住院病人的，假如他有医疗欠费的话，我们就给他解决医疗欠费，但是不会给他更多的钱，不会超过医疗欠费。不是说你捐献了，我就给你十万块钱，这是不可能的，比如说你欠了一万、两万，我们帮你解决。如果他家里提出不行，我们要，觉得你给的太少

了，那我们到此为止了，我们就不做了（即终止捐赠事宜）。因为，很多案例，去年很多案例都是这样，确实有很多人是抱着这个目的来的，不是说他这样不对，就是我们觉得，我们的原则上，就不太符合了，我们必须要把握，只到此为止，只到医疗欠费为止，其实这个可以研究，有很多讨论空间。是什么形式，以什么样的形式补偿。（20120327 L 医生）

这说明，人道的补偿是有底线的，主要是减免捐赠者因捐赠而发生的医疗费用（假如存在的话），大概 2 万元，以及丧葬补贴大约 2 万元。如果捐赠者家属提出了更高的补偿要求，那么捐赠工作就会停止，因为这已经背离了人道补偿的目的和捐赠的意义。

捐赠者 L，因脑溢血入院，被诊断为不可逆转的脑损伤。家人在救治的过程中已经花费了 1.5 万元的医疗费用，并且欠下了 1 万元医疗费。在决定捐赠之后，J 医院的器官获取组织工作人员来到 L 所在的医院，将欠费结清，并将救治过程中 L 家人所花费的 1.5 万元的医疗费用退还给了他的妻子。

器官捐赠者的家属还将获得丧葬补贴或由红十字会方面操办的葬礼。为了尊重各地的丧葬习俗，捐赠者家属可选择获得丧葬补贴；若选择由红十字会操办丧事，红十字会的工作人员将会按照本地的风俗，为捐赠者办理火化、举办丧礼。两种情况下，捐赠者的名字都会入园，就如上文的纪念仪式叙述的那样。

捐赠者 Y，因为老家在重庆，在捐赠器官之后，其家人决定将骨灰带回家乡安葬。Y 的儿子说道：

我们家里的风俗跟这边不太一样，妈妈不能来处理这些事情，但是千叮咛万嘱咐我，在爸爸火化之后一定不能让骨灰盒接触地面（老家的死亡禁忌）。这件事完了以后我们也会离开这里，不知道以后还来不来，所以不能把爸爸留在这里，带回去安葬也算是对家乡的人有个交代。（20120615 Y 的儿子）

前文中小 W 的父母则选择把女儿的骨灰安放在万安园公墓。一开始，母亲觉得在 G 市不熟悉，坚持要把女儿的骨灰带回老家。但父亲则愿意将其留在 G 市。

> 我看她妈妈的情绪太低落了，一想到女儿的事就要哭好久，我想把女儿放在这里，一来她妈妈不会经常看到，就不会太伤悲；二来这里是公墓，有许多人在一起，孩子有伴不会孤单，我们心里也会好受一点。（20121122 小 W 父亲）

就器官捐赠的人道补偿而言，有许多问题需要讨论。

首先，补偿什么？就人道补偿而言，当前我国还没有统一的关于补偿额度的规定，但补偿的问题一旦超出一定的标准，就会走向补偿的反面，即对器官的定价或买卖。我们认为，世界卫生组织的建议是明确的，即"禁止出售或购买细胞、组织和器官，不排除补偿捐献人产生的合理和可证实的费用，包括收入损失，或支付获取、处理、保存和提供用于移植的人体细胞、组织或器官的费用。"（世界卫生组织，2008。见附录）这即是说，捐赠者家属为捐赠而承担的医药、交通、住宿等因为捐赠而损失的费用应该得到补偿。丧葬费、家庭的困难，原则来说并不是因捐赠而发生，不应该成为医疗减免费用的范畴，而是国家民政部门应该承担的工作。所以，我更愿意建议，民政部门可以单设器官捐赠家庭补偿基金，为他们提供丧葬、困难等补助。

其次，怎么补偿？对于如何补偿的问题，可以采用象征激励以及或然性激励。所谓象征激励，意指那些并非是基于物质性或功利性的激励，而是为满足人们社会和心理需要（如尊敬、爱心、意义、价值等）而采用的非物质激励，象征激励主要是对符号资源的应用，即通过对符号的选择和组合，传达某种意义与价值（余成普，2010a）。它也会涉及金钱，但更多的是对金钱的符号化使用（symbolic use of money）（Zelizer，1994）。比如上文所言的省红十字会在附近城市的正果万安园设置捐赠者纪念碑即是一例。或然性激励主要是设置器官捐赠专项基金。这项基金并非是每个捐赠者家庭必然获得的，而是对于困难的捐赠者家庭，根据其申请，有专门的委员会评估后，给予其一定的补偿，包括丧葬补贴、子女教育补贴等。需要说明的是，基金激励不是金钱买卖。因为这并没有给器官定价，也并非基于所捐器官的类别和多少，而是根据其家庭成员申请，依其家庭境况给予的补贴。不是所有的捐赠者家庭都愿意申请这一项补贴。对于那些家境不错的捐赠者，器官捐赠就会是完全的赠予了，而家境困难者，则获得一定的人道补偿。这就是我所言的或然性的意思。① 或然性补偿，因为是事后的申请，所以这种激励并非引诱人们捐赠，而更多的是事后的人道救助。这也在很大程度上区分了器官捐赠的补偿与买卖之间的关系。

再次，补偿费由谁承担？就上文所述案例的补偿而言，无论是医疗费，还是丧葬补贴等费用，首先是由移植医院支付的，但说到底，最后的承担者是移植病人。这也是为什么移植病人告诉我，他们所缴纳的"肝源费""肾源费"动辄十几万、几十万的部分原因了（这一部分费用，很多医院并没有提供基本的缴款收据）。也就是说，当前我国是按照"谁受益、谁支付"的原则来处理这一笔费用的。按照《人体器官移植条例》（2007）的规定，从事人体器官移植的医疗机构实施人体器官移植手术，除向接受人收取下列费用外，不得收取或者变相收取所移植人体器官的费用：（1）摘取和植入人体器官的手术费；（2）保存和运送人体器官的费用；（3）摘取、植入人体器官所发生的药费、检验费、医用耗材费。这即是说，移植病人需要缴纳的主要是为移植而发生的医药费用、保存和运输费用，并不包括所谓的"器官来源费"，因为从根本上说，器官是无偿捐赠的，所以就像血液捐赠一样，输血的费用也仅仅是血液采集、运输、检验、保存等的成本费，而非血液本身费用。器官和血液是无偿捐赠，也是无价的。这样，将补偿给捐赠者家属的丧葬费、教育补贴、生活困难补贴等转嫁到移植者身上，从根本上违背了我国人体器官移植的法规，造成西佩－休斯（Scheper-Hughes，1996，1998a，1998b，2000，2007）

---

① 目前世界上绝大部分国家都禁止器官的买卖。关于器官捐赠的补偿问题，虽然唐莉等（2005）倡导"有偿捐赠"，但他们所谓"有偿"并非买卖，而是类似于这里所提出的激励措施。

所一直批判的器官从穷人流向富人的社会悲剧，因为在一定程度上，只有富裕阶层的待移植者才能承担这笔高额费用。所以，建立国家或省级层面的器官捐赠专项基金成为必要。

为捐赠者家庭提供必要的丧葬补贴，以及为困难的家庭减免医药费用，从根本上来说，不是为器官定价，也不是物质交换，而是一种既保留了利他的伦理，同时又通过明确的途径提供一种激励和人道的援助。这种激励不是对捐赠器官（质量、多少）的补偿，而是对捐赠行为本身的激励和肯定。捐赠者家庭为他人或这个社会作出了贡献和牺牲，尽管很多捐赠者家庭并没有提出任何的补偿要求，但是对于因此而落入困境的家庭给予一定的人道补偿，既体现了社会对生命的敬重，也彰显了社会本身的力量，他们没有被社会所抛弃和遗忘。从这种意义上来说，器官捐赠，作为礼物的赠予，它所带来的不是你来我往的简单互惠和物质交换，而是在更大范围内实现的、多种形式的、不同力量参与的复杂循环，在一定程度上更是显现了伦理的和生命的价值，是思考身体、器官、生命与社会连接的最好方式。这或许是器官捐赠作为生命礼物的深层意义所在。

下面我们将对器官捐赠的研究做一个小结。礼物能否被让渡，自莫斯（2002）以降一直是人类学争论的话题。在诸多的讨论中，礼物的内容甚少成为该问题思考的中心，尤其是没有对"身外之物"与"身体本身"做出区分，即没有考虑到身体的边界。[1] 本章正是以身体为核心，重新思考器官捐赠的本质及意义。

器官捐赠的实践无疑扩展了赠予的内容，我们不仅可以让渡身外之物，在现代医学条件下，还可以在油尽灯枯之时，让渡我们的身体器官，从而在延续他人生命的同时，也改变了"自我"生命的长度。生命礼物与传统礼物的诸多差异（见表 7 - 1）[2]，究其根源在于捐赠的不是外在的"物"，而是我们的身体和器官。身体作为生物性与社会文化性的共同存在，也必然反映在以身体（部分）作为礼物的馈

---

① 莫斯在出版《礼物》后也关注过"身体"，不过他讨论的是身体技术，详见莫斯（2008）。

② 这个对比受到蒂特马斯（Titmuss，1970：70 - 75）血液捐赠研究的启发，也可见余成普（2010b）对蒂特马斯著作的评述。

表 7 - 1   传统礼物与生命礼物的对比

	经典礼物关系	生命礼物关系
赠予者与接受者的关系	人格化的，彼此知晓的，双方可能存在隶属、层级、亲密关系	彼此匿名的
捐赠内容	身外之物或贴身之物	身体的一部分
赠予主体的范围	原则上所有人皆可	有严格的健康等方面限制
赠予的自愿性	虽自愿，但也有社会强制性	个人自愿、家属同意
完成时间	一般是生前	死后的短暂时间内
是否需要中间人	可直接赠予，也可复杂化	需要多方参与和分配
礼物的公共性	人际间的	公共议题和事件
对身体的影响	一般没有	破坏身体的完整性
可捐赠次数	可多次	一次完成
再生功能	依靠回赠，而非礼物本身的再生	生命得以延续
社会功能	社会关系的润滑剂	创造匿名的社会关系
互惠性	赠予者期望接受者有相应礼物回赠	仪式性的和人道的复杂回馈
可让渡性（分割性）	存在论争	器官通过让渡获得生命延续，不可让渡的是器官与捐赠者的情感和人格联系

赠上。器官的生物属性决定了对它的馈赠不可能是个人之间的互惠交换，而必须有医学部门，乃至医学权力的介入。器官作为人身体和自我认同的一部分，承载着我们对自我的认识、对生命的敬重、对自我与亲属关系的理解，以及对死后世界的想象。这样，相对于普通的物，器官作为礼物，增添了其文化的生命力。

如果我们对生命礼物的制度本身进行跨文化比较，也将得出有意义的结论。一些国家（如德国、新加坡）实行的是推定同意法案，即捐赠者本人和家属无明确反对，则视为同意捐赠。更多的国家则规定，捐赠者和家属共同同意的，则视为同意捐赠。还有个别国家（如伊朗）没有禁止器官的买卖。这些制度背后，正体现了身体文化的多样性（身体与个人关系、身体与亲属关系、身体的物质性和商品性等）。身体既是传统礼物和生命礼物的边界，也是器官捐赠相关研究的核心分析概念。

就"礼物之灵"的问题，这里还需要强调的是，虽然所赠器官与个体之间还存在着某种联系和不可分割性，引起了捐赠者亲属和器官接受者关于器官及其主人的诸多想象和期许，但就我们的分析而言，这并没有引起器官接受者的直接回馈。生命礼物引起的回馈，并非礼物中的所谓"灵"使然，也不是一般的人情（阎云翔，2000），而是一种社会道义的表现。它所体现的是个人与社会之间的交换。长期以来，国内和国际学术界一直将礼物馈赠行为视为交换行为或者互利行为，互惠的双方是个体之间或社区（部落）之间。而器官捐赠则是个人对整体社会的赠予，是匿名的，是不能引发直接回报的行为。但这并没有破坏礼物的循环。生命礼物所显现的不是你来我往的简单互惠，而是在更大的社会系统里实现了礼物的流动。一方面，受赠人可能实际上以"回报他人"或"回报社会"的方式进行间接回报，从而使持续的匿名礼物关系得以维持。某些情况下，受赠人还可能要求其家人和朋友捐钱、献血、捐时间，以感谢陌生人赠予他或她的重生机会。另一方面，国家和社会作为代理人（agent）也通过不同形式参与到对捐赠者家庭的回馈中，无论是仪式性的纪念，还是出于对生命尊重和大爱付出的人道补偿。据已有对捐赠志愿者的调查发现，很多捐赠志愿者也曾经受到过社会的恩惠，意欲通过器官捐赠的方式回馈社会（尹志科，2012）。这样，捐赠者及其家属、受赠者及其家属、社会力量构成了一个开放的礼物循环系统。器官捐赠的意义就在于它超越了个人得失或小团体的考虑，将礼物的循环扩展到社会的层面。

身体的赠予，作为"生命的礼物"，正是由于它与传统礼物之不同，方才凸显其过程的复杂性以及捐赠的艰难性。因为，一起捐赠案例的发生，必然撬动个人与家庭、身体的部分与整体、死亡的生物性与文化性、生命的赠予与回馈，以及器官的分配和公平性，乃至社会信任等社会文化问题，成为一个整体性的事件。器官捐赠的复杂性在于身体与人格、身体与亲属关系、身体与死亡、身体与医学之间的复杂性。所以器官捐赠与利他精神和公民道德还不能画等号，即我们不能因当前的器官捐赠率低下而怀疑普通民众的利他本性。实在是因为前者是一个超越利他，而和社会文化联系在一起的复杂行为。没有对器官捐赠背后的社会文化环境进行透彻的分析，贸然"拿来"看似颇为有效的国际经验，将可能遭遇非预期的结局。

下 编

器官交易与身体的商品化

人体的每一个部位：小至骨头、韧带、角膜、心脏、血液，大至整具遗体，每天都有人在进行交易。别再提那些深山老林里的食人族了，现在的人类对人肉的欲望程度才是史上最高的。

——斯科特·卡尼（2013：封面）①

---

　　① 西佩－休斯（Scheper-Hughes，1998b）也表达了类似的观点。

第 八 章

全球化与器官移植

一般来说，一个待移植病人能否接受移植，需要考虑到几个方面因素：首先是当地的医疗水平，即能否开展移植手术；其次是病人及其家庭能否承受高额的医疗费用；最后也是最关键的，那就是能否获得配型合适的移植物（Shimazono，2007：955）。移植物短缺已经成为一个全球性问题（Shimazono，2007；Evans，2008；Budiani-Saberi et al.，2008；Biggins，2009），成为器官移植发展的最大瓶颈。需求远远大于供给，对身体部件的争夺已经酿就了全球范围内的"器官战争"（Organ Wars，Joralemon，1995）。

在这一章，我将转向另一个话题，即全球化视角下器官的流动和身体的苦痛。我的分析将表明，看似个体化的移植手术和地方化的移植药物，事实上是医学全球化浪潮中的一部分。在这个过程中，移植技术的国际接轨成为医学界追求的目标；身体及其器官可能跨越国界，成为另一国公民的所有物，当然在多数情况下，器官是从穷国流向富国，或者说是从穷人流向富人；而移植病人所赖以生存的药物，却几乎完全地被发达国家的跨国垄断公司所掌控，个人的身体苦痛与全球药物市场紧密地连接在一起。

"移植旅游"

《南方周末》2007年7月份报道了天津东方移植中心（这一名称似乎也预示着它的"国际性"）曾经的跨国移植的繁荣。2004年，该中心进行的507例肝脏移植手术中，韩国人占37%左右，其他外国人占16%左右。从2002年开始，东方移植中心收治韩国患者已超过

500 人。另据报道，每年以色列 30 例心脏移植手术，其中有 10 例是在中国进行的，从 2002 年到 2007 年，至少有 200 名以色列人在中国接受了肾脏移植。[①] 其他研究也表明了中国当时作为跨国器官移植重镇的盛况，中国俨然成为国际移植的交易中心之一（Harrison，1999；Shimazono，2007；Evans，2008；Biggins，2009）。

2009 年 2 月，中国各大网站转引日本共同社的消息，据称有 17 名日本人自 2007 年以来在中国接受器官移植手术（马佳，2009）。于是"17 名日本人违反我国禁令在华接受脏器移植"[②] 的话题在中国引起了广泛的讨论，随之的"移植旅游"（Transplant Tourism）概念也进入国人的视野。

"移植旅游"只不过是这种跨国移植的形象说法，即指病人违背他国的法律法规，在他国通过器官买卖或其他形式获得器官完成移植的行为（Shimazono，2007：956）。一般来说，是那些等待器官时间较长或者移植费用较高的国家公民，前往器官等待时间相对较短、手术费用相对较低的国家接受器官移植。因这种行为多以前往他国旅游的名义进行，故形象地称之为"移植旅游"。"移植旅游"主要有四种形式：其一是接受者从本国前往他国，接受器官并在他国开展手术；其二是器官"捐赠者"前往接受者所在国家，并在那里完成"捐赠"和移植；其三是接受者和"捐赠者"虽为同国公民，但限于法律规定不能移植（如中国对活体捐赠的条件限制），所以共同前往他国完成"捐赠"和移植；其四是"捐赠者"和接受者分属不同国家，但共同去第三国完成"捐赠"和移植（比如考虑到医疗技术、手术费用等；Budiani-Saberi et al.，2008）。

正如《世界卫生组织人体细胞、组织和器官移植指导原则》（2008）所言，"可用器官的短缺，不仅促使很多国家建立程序和体系来提高供给，同时也刺激了人体器官的商业买卖，尤其是与器官接受人无亲属关系的活体捐献器官。此类商业行为，加上相关人口贩运

---

① 详见《南方周末》http://www.infzm.com/content/3683，2014 - 01 - 02。

② 如新浪网 http://news.sina.com.cn/c/2009 - 02 - 07/204817168532.shtml，2013 - 10 - 21，搜狐网 http://news.sohu.com/20090207/n262106272.shtml，2013 - 10 - 21。

方面的证据，在最近几十年已越发明显。而且，国际通信和旅行的便捷，使很多患者到国外的医疗中心接受移植，这些中心利用广告宣传他们在器官移植上具备的能力，并一次性收取包含一切在内的费用，提供捐献器官。"因而，所谓的"移植旅游"，是跨国性质的、一般从不发达国家或发展中国家流向发达国家或者是从穷人流向富人的人体器官买卖。器官的国际买卖，事实上传达的是国与国之间的不平等以及人与人之间的不平等。事实上，世界卫生组织在 2004 年的一次会议上，已经督促其成员国切实采取措施保护穷困的和脆弱的人群，以防止其成为"移植旅游"的受害者，但"移植旅游"依然在全球范围内猖獗（Shimazono，2007：955）。

就"移植旅游"来说，按买卖双方所在国家来看，一为器官的"进口国"，一为器官的"出口国"。在"移植旅游"里，一些国家的人们充当了出卖器官的工具，而另一些国家的病人则是获得器官的买主。根据已有的关于"移植旅游"的报道，美国、澳大利亚、加拿大、以色列、日本、阿曼、沙特阿拉伯、马来西亚等国是主要的器官"进口"国家（Shimazono，2007）。

1983 年，一位美国医生杰克波斯（H. B. Jacobs）建立了一家旨在从第三世界国家获得器官的国际肾器官交易中心，这或许是已知的国际商业化器官交易的开始。印度一度被称为"世界的器官工厂"。20 世纪 90 年代，印度每年大约有 2000 例活体肾移植买卖的案例（Scheper-Hughes，2000）。除印度外，伊朗、巴基斯坦、菲律宾、中国等不发达国家和发展中国家也位列其中。中国曾经是"移植旅游"最为繁盛的目的地之一，究其原因，在于中国具备四大优势：

一是技术优势。自 20 世纪 60 年代后，随着血管吻合技术、移植物保存技术以及免疫抑制药物的发明和应用，器官移植才逐渐发展起来。中国的第一例人体器官移植手术是由吴阶平院士在 1960 年实施的（夏穗生等，2009：9）。1978 年中国开展了首例肝脏移植。中国肝移植的发展大体经历了两个阶段，即起步阶段（1978 年至 1983 年）和发展阶段（1993 年至今）。中间停滞十年，源于早期的起步阶段显示，肝移植技术仍然不成熟，经常导致患者家庭"人财两空"的悲剧，这才不得已而暂停。20 世纪 90 年代初，随着一批出国留学的移植医生回到国内，建立移植中心，肝移植技术才被重新启动。那时全国曾经有超过300家医疗单位可以开展肝移植手术，中国已经成为仅次于美国的第二大肝移植国家（黄洁夫，2007b：289）。第二章的表2－2也反映了该阶段的移植发展情况。手术的娴熟，加上大量"海归派"外科医生的推动，使得中国移植技术水平已经与发达国家相差无几。

二是器官来源优势。我国与器官移植有关的法规可以追溯到1984年最高人民法院、最高人民检察院、公安部、司法部、卫生部、民政部联合下发的规定。规定在以下三种情况下，死刑罪犯尸体或尸体器官可供医疗机构利用（如教学使用的人体标本或器官移植）：无人收殓或家属拒绝收殓的；死刑罪犯自愿将尸体交医疗卫生单位利用的；经家属同意利用的。[①] 因此，在一定程度上，上述规定在我国脑死亡尚未立法、公众的捐赠意愿依然较低的情况下，对我国的器官移植事业是有推动作用的，尽管它遭遇了国际舆论的诸多压力。

三是移植费用优势。虽然从总体上说，器官短缺依然是中国移植面临的瓶颈问题。在中国每年约有150万名终末期器官功能衰竭患者需施行器官移植，但仅有1万名左右的患者能够得到器官移植治疗的机会（黄洁夫，2007b：290）。也就是说，1/150的患者才能成为器官移植的"幸运儿"。但这只是个理论数据，实际数据可能为1/30[②]，甚至更低。面对着高额的移植费用（见表8－1至表8－3），能够考虑移植以及能够完成移植手术的只是少数患者，大多数要不选择替代疗法（如血液透析与腹膜透析），要不在绝望中死亡。但在一些发达国家的病人看来，中国又是一个移植收费低廉的国家。

表8－1　　　几个国家和地区肝脏移植的费用比较（2007年）

国　家	费用（美元）
埃及	25000

---

① 自2015年1月1日起，中国全面停止使用死囚器官，走向普通公民的自愿捐赠。

② 详见新华网 http://news.xinhuanet.com/politics/2013－04/19/c_ 115446122.htm，2013－10－22。

续表

国　家	费用（美元）
巴基斯坦	25000
中国	60000—130000
哥伦比亚	100000
菲律宾	100000
新加坡	290000
南非	290000
韩国	290000
中国台湾省	290000

表 8 - 2　　　　几个国家和地区肾脏移植的费用的比较（2007）

国　家	费用（美元）
巴基斯坦	15000—40000
伊拉克	20000
俄罗斯	25000
菲律宾	35000—85000
中国	65000
哥伦比亚	80000
南非	120000
土耳其	145000

表 8 - 3　　　　几个国家和地区心脏移植的费用比较（2007）

国　家	费用（美元）
哥伦比亚	90000
中国	130000—160000
南非	290000
韩国	290000
中国台湾省	290000
新加坡	290000

有学者曾统计了几个国家（地区）不同类别移植的总费用（包括手术费、移植物材料费、差旅费等；Evans，2008：1091）。2005年的美国，肝移植费用大约为268800美元，肾移植费用为131400美元，心脏移植费用则高达349800美元（Evans，2008：1090）。相比之下，中国、埃及、巴基斯坦、哥伦比亚、菲律宾等国成为移植费用较低的国家。中国移植费用与发达国家相比是较低的，但相对于国内人民的收入水平来说，大多数患者家庭还是难以承担。所以说，移植的过程也是一次社会筛选的过程，更多的待移植患者在高额的移植费用面前选择了放弃。这也成为在中国总体上移植物稀缺，但事实上有支付能力的移植病人的等待时间较短的部分原因之一。

四是法律缺失，这为跨国的移植旅游提供了便利。虽然我国自20世纪60年代已经开展了器官移植。除上文所言的1984年颁布的规定外，直到1995年，卫生部才联合有关部门出台了《人体器官移植规范》①（黄洁夫，2007b：290），以禁止器官买卖和不道德的活体器官捐赠。2000年之后，一些省市，如福建省、贵阳市、上海市、广州市、深圳市等，也出台了遗体和器官捐赠相关的规定，进一步地规范了当地的器官捐赠和器官移植。2006年，卫生部下发了《人体器官移植技术临床应用管理暂行规定》和《卫生部关于印发肝脏、肾脏、心脏、肺脏移植技术管理规范的通知》强调了人体器官不得买卖，器官捐赠必须是自愿的，并从技术层面细化了开展移植的要求。直到2007年5月1日，参考其他国家的移植法规以及1991年世界卫生组织发布的《世界卫生组织人体器官移植指导原则》②，我国才实施了《人体器官移植条例》。该条例目前是我国器官移植的基本法律依据，对器官移植的界定、捐赠、移植和法律责任等都做了说明。该条例虽然再次强调了器官的不得买卖，但对外籍人士来华移植的情况并未做出具体说明。

---

① 虽然黄洁夫在该文中指出1995年曾出台了《人体器官移植规范》，但笔者经过文献搜索，并未找到。特此说明。

② 该原则在2008年得到修正，全称为《世界卫生组织人体细胞、组织和器官移植指导原则（草案）》。详见附录。

　　结合前文指出移植的四大主要条件（技术、器官源、费用、法律缺失），中国很容易被列为跨国移植的首选国家之一。2005 年，世界卫生组织报道也指出，当年全球完成了 66000 例肾脏移植、21000 例肝脏移植和 6000 例心脏移植，这其中大约有 10% 的移植是通过"移植旅游"完成的，"移植旅游"的目的地包括中国、印度、菲律宾和巴基斯坦等（Biggins et al.，2009：831）。

　　直到 2007 年 6 月 26 日，卫生部下发了《卫生部办公厅关于境外人员申请人体器官移植有关问题的通知》，根据世界卫生组织人体器官移植的指导原则，以及其他国家和地区的通行做法，该通知对所谓的"移植旅游"做了限定。规定医疗机构及其医务人员不得为以旅游名义到我国的外国公民实施人体器官移植，同时，医疗机构及其医务人员不得以旅游名义跨国境为外国居民实施人体器官移植。对于外国居民申请到我国实施人体器官移植的，医疗机构必须向所在省级卫生行政部门报告，经省级卫生行政部门审核并报卫生部后，根据回复意见来实施。同时，在器官短缺的情况下，我国人体器官移植优先满足中国公民（包括香港、澳门、台湾永久性居民）需要。对于为香港、澳门、台湾永久性居民实施人体器官移植前，医疗机构必须向所在省级卫生行政部门报告，省级卫生行政部门要及时向卫生部报告。这就是说，在 2007 年之前，我国所谓繁荣的"移植旅游"事实上处于无法可依的状态。虽然之前的法律法规限制了器官不得买卖，但事实上所谓的"不得买卖"既无法监控，在器官稀缺的情况下，也很难实施。

　　正如西佩－休斯（Scheper-Hughes，2000）在巴西、非洲、印度等地调查所显示的，全球性的器官非法交易所带来的是，医生、病人、器官捐赠者、器官接受者、经纪人、中介机构等都卷入了新的全球器官交易市场之中，器官移植，作为救死扶伤、延续生命的技术，正在把一部分人的生命建立在其他人的风险之上。这是医疗技术的资本化，甚至可以说是医疗技术的暴力。"移植旅游"是建立在国家与国家之间不平等基础上的，同时又加剧了这种不平等。具体到个人，有偿的器官买卖，多半是从妇女流向男人，从地位低下者流向社会上层，它不仅没有实现捐赠者的经济社会地位提高，反而加剧了他们的健康风险，再产生了人与人之间的不平等（Shimazono，2007：960），因而，身体器官在全球流动的同时，也摧毁了器官采集和分配的公平性，无异于"生命的偷盗""新时代的食人族"（Scheper-Hughes，1996，1998b）。

全球药物市场

在上文，我更多地利用既有的文献资料分析了"移植旅游"带来的器官全球流动及其社会后果。器官的跨国流动和把器官当作商品一般进行的国际交易，践踏了这项技术引入中国的初衷，减少了国人移植的获得机会，也在一定程度上影响了人们的捐赠意愿。接下来，我将用我的调查个案和既有数据来说明全球化的另一个方面，即全球的药物市场和病人的身体苦痛问题。

相对于那些苦苦等待，最后不得不绝望地死去的病人来说，获得移植的病人是幸运的。但移植不仅是器官源的排队与筛选，其实质也是一次社会的筛选。因为，没有强大的经济实力的话，即使完成了移植手术，也很难延续移植后的高额花费。从我的访谈个案来说，在 G 市，肝移植的手术费用大约在 30 万元至 50 万元（根据肝源的质量、紧缺程度等不同而变化）。手术后的花费，第一年 10 万元至 15 万元，第二年 5 万元至 8 万元，然后逐渐减少维持在每月5000 元左右的水平。赖先生 2007 年 10 月做完手术，他向我道出了移植花费情况：

> G 当时住院 45 万，后来出院后 3 个月，我又第二次住院，肝脏排异，发烧，感冒，又花了 6 万多。总共花了 50 万。自己家 10多万，还是靠亲戚、朋友、大家借一点，一个人借 1 万到 2 万。我女儿又从公司里面借了 20 多万。他们都很支持。（20101013赖先生）

虽然一些病人表示移植花费并非是主要的担忧，因为他们已经做好了金钱上的准备。但依然有一些个案，在经过移植后的大开销后，面临着基本生活的窘境。更为艰难的是，他们多半在移植后辞去了先前的工作，或者只是从事清闲的低收入的工作。44 岁的福建潘先生以前是一家海鲜酒楼的二把手，生活富裕。2007 年以来做了两次移植手术，花掉了 100 多万元，现在每个月的药费依然要 5000 多元。他告诉我：

> 现在就没什么钱了，我这次还问医生，有没有便宜的药，他说现在没有。现在经济不行了。以前还是赚钱，现在这种压力，就不能赚钱，现在还向小孩要钱。3 个月花费 2 万。开始刚出院一个月就要 1.7 万。现在慢慢减下来了，一个月 5000 元。小孩现在都快成家了，他们自己做生意有点钱，我都不敢拿他们的。他们也愿意给。我说钱不够，我女儿就拿 2000 元。我没留下什么给他们，还向他们拿钱，我心里也不怎么舒服，他们自己也有自己的事。(20101015 潘先生)

一位在佛山做钢材生意的老板告诉我，他爱人 2009 年 5 月份做的移植手术，花了 50 多万元，现在每个月的医药费需要 1.5 万元。移植后，她爱人就没有上班了。对于移植费用，他说："如果是打工，打什么工都负担不起，打一辈子工都没用。"（20101015 周先生）

器官移植的手术费用是一次性的，而手术后的药物支持，尤其是免疫抑制药物则是长期持续的。普乐可复（一种进口免疫抑制剂，又称 FK506）因其副作用相对较小等优势成为我的访谈病人的首选药物。1 毫克×50 粒的一盒普乐可复，在中国的售价为 1200 元至 1500 元不等，平均每粒药需要 30 元左右。这样，对于一个一天需要吃 3—4 毫克的病人来说，不包括其他的费用，仅仅是免疫抑制药物，每天就需要上百元，而这在术后第一年吃得更多。免疫抑制剂的市场是怎么样的呢？我们先看表 8 - 4 和表 8 - 5①。

---

① 根据廖国平（2010 - 09 - 20：第 A02 版）数据整理。

表 8 - 4 　　　　　　　　中国免疫抑制剂市场销售情况　　　　（单位：百万元）

年　份	销售额
2006	1475
2007	1599
2008	1831
2009	2238

表 8 - 4 反映的是自 2006 年以来，我国免疫抑制剂市场的增长情况。2007 年相对 2006 年，增长 8.41%；而 2008 年相对于 2007 年增长 14.51%；到了 2009 年，突增 22.23%。四年的复合增长率达到 15.05%。无怪乎有药品经济人士分析称免疫抑制剂将是一座"金矿"，并且是"垄断性金矿"（彭蕴亮，2006）。表 8 - 5 说明了这种垄断性。

表 8 - 5 　　　　　　2009 年中国市场主要免疫抑制剂产品销售额

产品名	厂家	2009 年销售额（人民币/亿元）
骁悉	罗氏制药	7
赛可平 + 新赛斯平	中美华东制药	2.8
普乐可复	安斯泰来制药	6
新山地明（环孢素）	诺华制药	2.5
合计		18.3

2009 年，免疫抑制剂在中国市场规模达 22.38 亿元，其中罗氏制药（总部瑞士）、中美华东制药（合资）、安斯泰来制药（总部日本）和诺华制药（总部瑞士）的产品占据中国市场份额的 81.8%。虽然目前中国市场上有上百家免疫抑制剂药物，但此四家企业，尤其是外资企业就占据了大半个江山，足见外资企业的绝对垄断地位。这些大型制药企业不仅是在中国占据市场，已然成为全球性的药物公司。以日本安斯泰来公司为例，它 1993 年开发上市免疫抑制剂普乐可复以

来，普乐可复目前已经在全球 80 个国家销售。①

相比之下，国产免疫抑制剂则在激烈的竞争中处于劣势。我们仅以环孢素和麦考酚酸酯（骁悉）为例来说明外资和国内公司的市场竞争状态。见表 8－6 和表 8－7。②

在环孢素供应上，我们看到外资和合资公司占据了大半的份额，而骁悉则完全被外资和合资公司所垄断。现在我们需要回答，为什么外资企业几乎垄断了中国的免疫抑制剂市场呢？尽管其中的原因可能很复杂，比如，器官移植首先作为发达国家的技术，然后传播到其他国家，免疫抑制剂最先也是在这些国家研制成功并获得专利保护③，

表 8－6　　　　　　环孢素供应商在中国市场的份额（2003）

公司名	金额（元）	所占市场份额（%）
诺华制药有限公司（北京）	104029006	52.98
中美华东制药有限公司（杭州）	48379360	24.64
诺华公司（瑞士）	22527032	11.47
华北制药集团有限责任公司（石家庄）	16051987	8.17
丽珠集团丽珠制药厂（珠海）	2425041	1.24
浙江瑞帮药业有限公司（温州）	54524	0.03
四川海康制药有限公司（成都）	15788	0.01

表 8－7　　　　　　骁悉供应商在中国市场所在份额（2003）

公司名	金额（元）	所占市场份额（%）
罗氏公司（上海）	1763881	99.79
罗氏公司（美国）	352944	0.20
中美华东制药公司（杭州）	16333	0.01

---

① 详见安斯泰来公司简介 http：//www.astellas.com.cn/html/cn/show.asp？ClassID＝45&ContentID＝67&LvID＝1，2013－10－22。

② 根据（干荣富等，2007）数据整理。

③ 骁悉在美国的专利保护在 2007 年到期，在欧盟的专利保护于 2011 年到期。根据我国有关法律法规，罗氏在我国申请了麦考酚酸酯的药品行政保护，保护期自 1996 年 4 月日起到 2004 年 4 月止。普乐可复在中国的行政保护期自 1998 年 5 月 18 日至 2005 年 11 月 18 日。

以及其本身被验证出的较少的毒副作用也成为病人首选的原因。但如此昂贵的药物能被中国消费者接受，还存在另外几个方面原因。

首先，正如我的访谈资料所显示的，移植，从一定程度上讲是一次社会经济地位的筛选，所以能决定做移植手术的，大多数家庭也能支付得起高额的移植药物。况且，当医生推荐有"最好"的药品时，我们的家人面临着道德的压力，难以说不（考夫曼，2014）。

其次，一个很重要的原因是，在 2004 年版的《国家基本医疗保险和工伤保险药品》目录中，几乎所有的免疫抑制剂都包含其中，这为此类药品在临床上的使用培养了一个广大的发展空间。见表8-8。①

表 8-8　　　　　国家基本医疗保险和工伤保险药品目录之免疫
抑制剂（2004）

分类	中文名称	剂　型	备　注
甲类	环孢素	口服常释剂量；口服液体剂	限器官移植及工伤保险
	环孢素	注射剂	限器官移植及工伤保险
	雷公藤多苷	口服常释剂量	
	硫唑嘌呤	口服常释剂量	
乙类	吗替麦考酚酯	口服常释剂量	限器官移植
	咪唑立宾	口服常释剂量	限器官移植
	他克莫司	口服常释剂量	限器官移植
	西罗莫司	口服常释剂量；口服液体剂	限器官移植

在上表中，甲类药品要严格按照基本医疗保险规定支付；乙类药品由各统筹地区根据实际确定个人自付比例。在执行时甲类药品不得调整，而乙类药品可以由省（自治区、直辖市）自行调整，但调整的幅度要控制在该类药品的 15% 之内。对免疫抑制剂来说，这就意味着，甲类的四种药品在各地是一样的，而各地只能调整（增加或减少）乙类的四种药品的 15%，即不到一种药品。基本医疗保险是按

———————

① 完整版的目录请参考中华人民共和国劳动和社会保障部网站的相关板块。http://www.molss.gov.cn/gb/zt/ypml/ypml.htm，2014-01-05。

照投保人的投保情况来报销的。在 G 市，一些在职职工、退休人员、普通居民等交纳了基本医疗保险费后，可以报销一定比例的医疗费用。但在那些没有将此纳入基本医疗报销的省市，或者病人自身没有缴纳医疗保险费用的，则需要他们自己承担全部的费用。①

再次，组建病人"俱乐部"和"新生会"，成为外资企业的长期营销策略。进入 S 医院的三楼门诊，进门处就有一块放着各种宣传资料的宣传板。病人和家属可以取阅，也可以带走。这里有医疗保险的相关文件资料，更多的是各个医药公司的宣传册。这里，我们以"普乐可复新生会"为例介绍这种营销策略。宣传板上有三本装订精美的普乐可复的小册子：一本是介绍免疫抑制剂和器官移植基本知识的，里面包括了吃药、检查等注意事项的提醒；一本是介绍普乐可复的，它的优点和缺点，服用时的注意事项，也夹杂着既往移植者的基本经验。这两本小册子的最后几页是几张空白的表格，包括服药时间表、进餐时间表、运动计划表等。因而，患者或家属在取阅时，如果觉得此设计符合他们的需要，就可以自行带走了。第三本是会员手册。这本小册子告诉你，如果想了解更多的移植经验和信息，与其他病友交流，可以免费加入这个"新生会"，以获得免费检查、免费听讲座、24 小时免费咨询服务，甚至免费赠送药物的机会。这个新生会是2003 年在中国成立的，据宣传册的介绍，目前全国已有 12000 名会员。他们有自己的网站，网站上有 BBS 讨论区、新闻区、移植健康指导、普乐可复介绍等。公司把移植患者的教育培训看成是长期的过程，事实上，在这个过程中，公司获得一笔宝贵的财富，患者的基本信息（姓名、住址、联系电话、疾病情况等）都将成为他们推销药品的基本数据库。以至于在我的访谈中，几乎没有病人不知道普乐可

---

① 对于肝移植后的抗排斥药物是否纳入基本医疗保险，各地的执行情况不同。在 G 市，2009 年 1 月 1 日起，肝脏移植术后门诊抗排斥治疗纳入该市基本医疗保险门诊特定项目（简称"门特"）范围。按照城镇职工、城镇居民和城镇灵活就业人员医疗保险的办法缴纳医疗保险费的，就可以报销一定比例的医疗费用，比如在职职工可以在三级医院报销门特医疗费比例的80%，退休人员为86%。每月支付限额最高为5500 元每人。这样大大减轻了部分移植病人手术后的负担。但在另一些省份和城市，据我的访谈，肝移植手术后的药物费用还是没有纳入基本医疗保险，由病人自己支付。

复，它也成为大部分病人的首选。

　　但我必须要强调的是，一些国产药在国内还是有一定的优势的，即价格优势，它的价格几乎只有进口药的一半左右。虽然具有可能的高副作用，但也会成为一些经济条件不怎么优越的病人的无奈选择。54 岁的刘先生，经营一家小杂货店，家中三个小孩，其中一个还在读书。2008 年，他做了移植手术，到现在花费已经 80 多万元。在谈到吃药选择时，他说：

> 　　现在我吃药都吃便宜一点的，没办法，长期吃药啊，都是国产药。不是最好的药，要便宜一半左右。现在吃药 200 多（元）每天。现在生意也不好做。我是很困难了。不吃也不行。我们做手术之前，医生都说过要长期吃药，但我家里人说，能活一天就一天，有钱就用完，没钱去找钱吃药，不行，就给房子卖掉。借了很多钱啊。没有钱，生命很快就结束了，没药就不行了。自己儿女赚钱，他们也要生活啊。当时我说不医了，医好了也没用啊。你天天吃药，一个废人也没用啊，你又不能赚钱啊，但家人都坚持让我做。（20101101 刘先生）

　　面临着国产药事实上的高毒副作用，刘先生在权衡价格的基础上还是选择了国产的免疫抑制药物。通过他的诉说，我们也能深切地体会到，移植病人的生活质量，乃至生命是紧紧地与后期药品联系着，他们身体排斥反应、并发症的发生率也是和药物的选择勾连在一起的。如果说移植手术本身，在一定程度上是一次社会经济地位的筛选，那么他们的后移植生活同样伴随着社会的再筛选。同时，我们也看到，器官移植下的个体身体体验与苦痛，通过手术刀和药品，深深地卷入全球化的药物市场之中。

　　本章通过"移植旅游"和全球药物市场两个方面分析了身体的全球化卷入。对于"移植旅游"来说，由于当前国家的严格控制，已甚少发生。但移植年限较长的病人依然可以回忆起当初在病房里各色人种、操不同语言病人的繁杂情况。我之所以批判性地分析了"移植旅游"，在于这种移植形式，不仅违背了我国的法律，即使在我国的相关法律出台之前（2007 年），它依然触及了国家不平等和社会不平等的底线。"移植旅游"多半是隐性的器官买卖，它无疑部分地剥夺了国人的健康权利，更是将自己的健康建立在他人（活体"捐赠者"）的痛苦之上，是赤裸裸的肉体剥削。如果器官移植涉及人权问题，那么"移植旅游"以及其他形式的器官买卖，就是最惨然、最恶劣的侵犯人权行为。器官的全球流动和买卖，借用西佩－休斯（Scheper-Hughes，1998b）的话说，就是在医疗技术幌子下的"食人行为"。

　　发达国家在生产移植技术的同时，也生产了其他的配套产品。移植就是一条跨越国界的经济链条，在这条链条中，医学专家、药品公司、中介公司、病人或家属、捐赠者等都被深深地卷入其中。病人几乎没有多少选择余地，按照医生和医药公司的劝说调整自己的生活方式，服用那些"全球热卖"的药品，在这个过程中，地方化的病人与大洋彼岸的其他移植病人共享着部分的移植经验，成为全球移植产业的"服务对象"。

第 九 章

活体器官交易

法律规制与本章的资料来源

　　器官买卖是研究中国器官移植困境绕不过去的话题，它与器官短缺直接相关。作为器官来源的一条途径，它显得隐秘而残酷。在世界绝大多数国家里（伊朗除外），这种形式的器官来源被定性为非法的。

　　2008 年 5 月，世界卫生组织执委会第 123 届会议上讨论了人体细胞组织和器官移植问题，形成了《世界卫生组织人体细胞、组织和器官移植指导原则（草案）》。其中，第五条原则指出，"细胞、组织和器官应仅可自由捐献，不得伴有任何金钱支付或其他货币价值的报酬。购买或提出购买供移植的细胞、组织或器官，或者由活人或死者近亲出售，都应予以禁止。"

　　中国《人体器官移植条例》（2007）也明确规定，"任何组织或者个人不得以任何形式买卖人体器官，不得从事与买卖人体器官有关的活动。"在法律责任方面，以"非法经营罪"处理，即买卖人体器官或者从事与买卖人体器官有关活动的，由设区的市级以上地方人民政府卫生主管部门依照职责分工没收违法所得，并处交易额 8 倍以上10 倍以下的罚款。医疗机构参与上述活动的，还应当对负有责任的主管人员和其他直接责任人员依法给予处分，并由原登记部门撤销该医疗机构人体器官移植诊疗科目登记，该医疗机构三年内不得再申请人体器官移植诊疗科目登记。医务人员参与上述活动的，由原发证部门吊销其执业证书。国家工作人员参与买卖人体器官或者从事与买卖人体器官有关活动的，由有关国家机关依据职权依法给予撤职、开除的处分。

经济上和行政上的处罚没有打压住器官买卖的势头，一些器官买卖事件频繁现于媒体。在《刑法修正案·八》（2011）中特别在"故意伤害罪"下增加了条款："组织他人出卖人体器官的，处五年以下有期徒刑，并处罚金；情节严重的，处五年以上有期徒刑，并处罚金或者没收财产。未经本人同意摘取其器官，或者摘取不满十八周岁的人的器官，或者强迫、欺骗他人捐献器官的，依照本法第二百三十四条（故意伤害罪）、第二百三十二条（故意杀人罪）的规定定罪处罚。违背本人生前意愿摘取其尸体器官，或者本人生前未表示同意，违反国家规定，违背其近亲属意愿摘取其尸体器官的，依照本法第三百零二条（盗窃、侮辱尸体罪）的规定定罪处罚。"至此，人体器官买卖正式纳入我国刑法的量刑之中，这或许对此类行为具有更强的威慑力。

从技术上说，活体移植更容易滋生买卖。因为，其一，活体移植的卖方可以等待合适的配型者，而尸体移植，由于死亡后在短的时间内器官由于热缺血等因素很快面临功能衰竭，这样，在有限的时间内寻找到配型适合的接受者，并非一件易事。在没有实现医院间网络化器官分配之前，很多大型综合性医院，尸体器官也会因为没有找到合适的接受者，出现器官浪费的情况。其二，买卖器官，卖者主要是为了通过出卖器官获得报酬，但对于尸体器官，一般从情感上来说，家属，不太可能出卖亲属的器官而获得报酬。其三，当前关于活体器官移植的法律规定可以给买卖提供可乘之机，并容易在正规医院完成移植手术。而尸体器官，正如前文所言的，是通过器官分配系统完成分配的，不可能（至少难以操作）分配给意欲分配的对象，即买方。加上活体移植具备一些医学优势（下文详述），使得这种形式的买卖更容易发生。

活体器官买卖，将人体的器官与金钱勾连，使贫富分化在身体上得以体现，这无疑是一个身体商品化的批判主题（Scheper-Hughes，1996，1998a，1998b，2000，2007；Shimazono，2007；Sharp，2000；Moniruzzaman，2012），但由于这是一项地下的、违法的行为，对它的研究——假如用常规的参与观察和深入访谈来做，则会异常艰难。

我曾尝试联系某法院查阅器官买卖的卷宗,却因"涉密"被拒绝,也曾设想"潜入"器官交易黑市内部,但基于人身安全的考虑,也不得不暂时放弃。所以我有必要对本章的研究方法做出一些特别的说明。本章的资料主要来自:

(1)已公开发表的学术论文和报告中的数据。

(2)国内重要媒体已经报道的器官买卖案例和视频资料,其中中央电视台"经济与法"栏目报道的《地下"器官买卖"的黑链条》(20110531)[1] 和凤凰卫视"社会能见度"中的《卖肾风波》(20110224)[2] 是本章分析器官买卖过程的一个参考。

(3)笔者对移植医生和移植病人的访谈,他们告诉我的器官买卖案例。

活体移植

从全球移植的发展历史看,1954 年,美国医生默瑞(J. E. Murray)实施的同卵双生兄弟间的肾移植是移植史上首次获得长期有功能存活的案例(夏穗生等,2009:6—7;刘勇等,2001:57;李书隽,2001:2—4)。这是一次活体的肾移植手术。这一划时代的技术突破也遭遇了诸多批评,因为它直接违背了伦理学的"不伤害原则",即不能因为医学移植而对健康的个体(捐赠者)造成伤害。况且,后来的活体移植,由于不是同卵双生的赠受关系,导致的免疫反应异常明显,移植所导致的死亡事件屡有发生。这样,活体的移植暂停多年。随着血管吻合技术、移植物保存技术以及免疫抑制药物的发明和应用,尤其是 20 世纪 80 年代初环孢素的临床使用,器官移植才真正稳定发展起来。这之后,美国、英国、法国、西班牙等欧美国家的器官来源主要是脑死亡供体。

2000 年以后,中国各大医院开始上马器官移植,移植成为一家

---

① 详见中央电视台网站 http://jingji. cntv. cn/20110531/111016. shtml,2014 – 01 – 06。

② 详见凤凰卫视网站 http://blog. ifeng. com/article/10127868. html,2014 – 01 – 06。

医院技术的体现和象征，也是利益的重要来源。以肝移植为例，2005年至2006年，中国肝移植达到巅峰（见表2-2）。正如上一章所说的，就在移植出现巅峰的时候，一些问题突显出来，比如"移植旅游"的泛滥；大量没有技术条件的医院开展移植，导致患者人财两空的情况时有发生。2007年成为中国器官移植的分水岭，就在这一年，一些移植的法律法规得以颁布实施。

一是死刑复核权的收回，导致的直接结果就是当年被判定并执行死刑的人数骤减（详见第二章的分析）。

二是《人体器官移植条例》于2007年5月1日实施，标志着我国器官移植和器官捐赠正式走向法制化的轨道。

三是2007年6月26日，卫生部下发了《卫生部办公厅关于境外人员申请人体器官移植有关问题的通知》，旨在限制"移植旅游"对中国的影响。

四是中国开始整顿移植医院，移植医院实行"准入制"。2007年8月，卫生部核准了164家医院具有资质开展器官移植，这就意味着有近500家移植医院失去开展移植的资格。

虽然有资质的移植医院在减少，但随着移植水平的提高以及移植在普通百姓的知晓率，越来越多的终末期病人考虑通过器官移植延续生命。也就是说，当道义经济支持人们不惜一切代价挽救生命，当这些被某些医疗专家以及有关家庭，尤其是富裕家庭接受的话，器官短缺就变得更为严峻（Lock et al.，2010）。需要说明的是，器官短缺并不完全意味着公众不愿意捐赠器官，器官捐赠也不完全等同于公民的公益精神，正如上文讨论的那样，器官捐赠是一个超越人际的、多方参与的复杂行为。器官短缺还有其他的原因，比如，随着医疗技术的进步，很多遭遇意外的患者不至于发展到脑死亡；老龄化进程使得器官移植成为一条可延长生命的伦理选择（考夫曼，2014）；一些患者的多次移植（上文个案多有体现）。这表明，移植技术本身也增加了对器官的需求。

在尸体器官捐赠尚未在中国推动的背景下，活体移植被中国的医学专家提上了日程，甚至宣扬活体移植的优势。很明显，活体器官主要捐赠再生性（如肝脏）和成对（如肾脏）的器官。当前的活体移植主要是肝移植和肾移植，也包括节段胰腺移植、部分小肠移植和肺叶移植。活体移植的优势既包括医学优势，也包括所谓的社会优势和经济优势。如果不考虑供者的利益，活体器官移植有如下优点：(1)有血缘关系的亲属间的移植因为较好的组织兼容性，术后排斥反应强度低，因而有更好的近期和远期存活率；(2)供、受者可充分进行术前检查，从而尽可能地保证移植的安全性；(3)缩短患者等待器官的时间，减少等待期间的死亡；(4)缩短供移植器官缺血时间；(5)亲属间尤其是夫妻间的器官捐赠，由于彼此间存在亲情或血缘关系，更易被接受；(6)由于上述的有利条件，所以术后受者免疫抑制剂的用量相对较少，药物的不良反应也较少，费用下降，因此长期效果也好于尸体器官移植（陈实，2010）。

活体移植，按照《人体器官移植条例》（2007）的规定，限于有亲情关系的人，这样，活体移植，通过捐赠自己的身体以延续亲人的生命，是一种"大爱精神""舍生取义"的行为，这恰好是主流价值观所应该倡导的，这也成为了媒体（包括中央电视台和新华社）经常报道的话题。据中国肝移植注册网（http：//www. cltr. org）统计，自从1980年1月1日至2013年11月26日，中国肝移植登记例数为25635例，其中活体肝移植例数为1891例，2013年（截至11月26日）活体肝移植例数为208。数据同时显示，2006年注册的活体肝移植数量仅为86例，但2007年突增到1003例，2008年也达到397例。

越来越多的问题因活体移植而产生。正如前文所言，活体移植是以伤害一个健康人的身体去挽救另外一个人的生命，这违背了医学伦理学的"不伤害原则"。虽然一些调查显示，在中国，普通公众赞成活体捐赠，尤其是捐赠给亲人的比例较高（李艳，2007），但这并不能改变活体移植给供者带来的创伤、并发症，甚至死亡。在中国和其他国家，都发生过活体捐赠者和接受者双双死亡的惨痛案例。美国的一项基于84个移植中心的调查显示，活体肝移植供体并发症发生率为14.5%，再住院率为8.5%，死亡率为0.2%。迄今全球已有超过19例供体死亡的报告，占供体总数的0.2%—0.4%。我国据卫生部门不完全统计，活体肝移植的术后并发症发生率与世界上2003年前的报道大致相仿。我国的活体肝移植至少已发生了5例供受体于术后短期内双死亡的情况（黄洁夫，2009）。

其二，活体移植给家庭成员带来捐赠的压力，同时也让接受者背负着难以偿还的生命债务。活体捐赠，由于限定了捐赠者与接受者的亲情关系（见下文的详细分析），导致家庭成员如果配型成功，将面临捐赠的压力。从一定程度上讲，活体捐赠，与其说是依靠家庭纽带，还不如说是依靠家庭的束缚。因而，这种情况下，捐赠的"自愿性"将会大打折扣。对于接受者来说，接受一个健康亲人的器官，这可能延续了自己的生命，但也造成了亲人的身体伤害，乃至更严重的后果，这将给接受者带来终身的愧疚，甚至蒙羞。其结果是，活体捐赠，带来了赠予者、接受者及其他们的家庭处于债权人和债务人的关系之中（Scheper-Hughes，2007），本应是"大爱"的体现，但也可能成为家庭矛盾的源头。

其三，就是我即将要分析的，活体捐赠，正是由于上述所谓的"优势"，使得在亲人不愿意捐赠、不能捐赠、不想亲人捐赠的情况下，通过买卖的方式寻求其他人器官的可能。已经有研究显示，当有合适的器官卖者，器官接受者宁愿买卖器官，也不愿意家人受此创伤（Lock et al.，2010：230）。

下面我们将重点讨论器官交易的链条以及器官买卖所导致的身体苦痛。

交易的链条

《人体器官移植条例》（以下简称《条例》，2007）明确规定："任何组织或者个人不得以任何形式买卖人体器官，不得从事与买卖人体器官有关的活动。"为防止出现活体器官买卖的情况，《条例》还专门对活体捐受双方的关系做出了限定。

> 任何组织或者个人不得摘取未满 18 周岁公民的活体器官用于移植。活体器官的接受人限于活体器官捐献人的配偶、直系血亲或者三代以内旁系血亲，或者有证据证明与活体器官捐献人存在因帮扶等形成亲情关系的人员。

条例上形式要件的规定并没有阻止器官的买卖。一方面，一些病人或中介通过伪造程序要件，堂而皇之地通过了医院伦理委员会的资格审查，在有移植资质的医院里完成了移植手术；另一方面，一些病人和中介无视法律，根本不通过有资质的移植医院，而是采取一整套的地下交易、买卖和移植。我们暂且称第一种类型为"明捐暗卖型"，第二种类型为"地下黑市型"。

我们先谈"明捐暗卖型"。这类移植，主要是在程序上做文章，摇身一变，从买卖变成"捐赠"，并在正规移植医院里完成手术。虽然《条例》限定了上述活体移植中的赠受双方之间的关系，但这些规定的漏洞明显。虽然直系血亲可以通过 DNA 来判定，但旁系血亲的判定本身比较困难；配偶关系本以为是个法律概念，难以钻空子，但是也曾出现为了达成器官买卖的目的，双方临时结婚，待交易完成后，立马离婚的现象。其中"因帮扶等形成的亲情关系"更是难以衡量，成为最容易造假的条件，所谓的"帮扶"语焉不详、不甚了了。

正是考虑到《条例》中活体捐赠的漏洞问题，2009 年，卫生部下发《关于规范活体器官移植的若干规定》（详见附录），进一步限定了捐献人与接受人的关系：（1）配偶：仅限于结婚三年以上或者婚后已育有子女的；（2）直系血亲或者三代以内旁系血亲；（3）因帮扶等形成亲情关系：仅限于养父母和养子女之间的关系、继父母与继子女之间的关系。并对相关查验材料做了进一步的限定。

这些限制可能部分地遏制了活体买卖的势头，但关系的造假以及移植伦理委员会审查的不严格依然助长了"明捐暗卖型"的器官交易。我们现在还很难说当前中国公布的活体移植有多少是这种类型的变相的器官交易，但从我的报告人那里得知，这种类型的买卖其实在活体移植中并非少数。这类交易，可以由专门的中介去完成，也可以由买卖双方共同完成。在这其中，移植专家和伦理委员会成员可能参与整个交易，也可能完全被"要件"所蒙蔽，以为是符合规定的活体捐赠。见图 9 - 1。

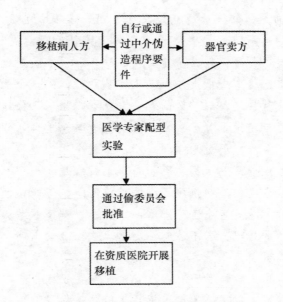

图 9 - 1　器官交易的链条（1）

　　第二种类型是更为隐秘的器官交易，往往容易躲避卫生部门的监察，而变成了一个彻彻底底的犯罪问题。与其他的犯罪活动不同，器官的交易存在着"时间紧迫性"和"组织兼容性"，这即是说，它必须需要专业医生的参与。器官的黑市交易，某些医生（手术医生、麻醉医学等）的参与既是必需，也是核心。那么，哪些医生更可能参与这类黑市交易呢？我的报告人告诉我，2007 年，移植医院的准入制度实施后，一大批过去从事移植的医生不能再做移植工作，但他们掌握着移植技术，同时也熟悉移植的程序，乃至手头上持有一些等待移植的病人资料，这其中部分的医生充当了黑市交易的"主刀"。

　　什么人会去做这些（器官买卖的主刀），其实就是这些人（被取消移植资质医院的部分移植医生），这些正规的大医院的医生几乎很少，谁会愿意冒险去做这个事情，他有正当的职业，有手术有什么的，他干吗要去搞那种事情，对不对。就是那些被取消资质的医院的医生他们去干，没有办法，这是条出路了。他才会去做这个，又有市场，又有技术。前一段时间，麻涌，发生在

· 153 ·

东莞麻涌的一个事情，就是过年后吧，卖肾的，他被地下的这个，实际上是他自己去卖肾的，拿了钱以后呢，他三四天之后，伤口感觉不舒服，他又不懂，没办法，到医院去看，到东莞麻涌医院去看，这个报纸上炒得很火，去看呢，到这个医院医生就问他，一看就知道，那学医的人一看就看得出来，你这个是肾切除手术的刀口，做了什么手术，他支支吾吾，他说不出来。医生就报警了，后来警察过来一调查，当天这个事情就搞得很大，其实当天就直接捅到卫生部去了。查出来最后是一个曾经做过移植的医生，他已经被吊销执照了，他以前可能就是应该因为这些事情被查过的，做的可能还不止这一单。所以就是这些人在，肯定也是有市场的是吧，要不然怎么会出现这么多黑市的。你不能说他是主流，很多，不是，但是存在，确实存在。这些人也知道移植的一些信息。他还专门有人去各个医院去，大把人要做，器官总是不够的嘛。他不愿意再透析了，他受不了了，他找的这个供体肯定是有，所以为什么说这些人以前都是做过移植的，很多都是圈子里的，所以他才能掌握一些信息，你完全不知道这些信息（怎么做）。他们有病人网络。（20121023 L 医生）

器官的黑市交易，除了移植医生的参与外，买方（移植病人）及其中介、卖方（供器官者）及其中介，以及最终的医院及其中介都参与其中。三方的中介都是不可或缺的，缺少哪一方，交易都没法完成，因为买者很难找到组织配型的卖者，卖者也不知道有哪个病人需要自己的器官。这就是说，器官买卖的达成，首先是中介与各自联络人的"服务"意向达成，然后是各个中介之间的联系，最后在移植专家的介入下，促成了交易的完成。如图 9-2。

在上述器官交易链条里，病人中介和卖者中介都掌握着大量的等待者，无论是买方还是卖方，由于缺乏专业的医学知识，他们还需要联系上移植专家的中介，进而联系到移植专家，由他或他们来帮助在这些众多的等待者中寻求较为合适的配型者，并完成移植手术。这类活体移植，很明显难以满足国家规定的活体移植赠受双方的关系，难以在有移植资质的医院里完成手术。所以这类器官买卖，经常发生在

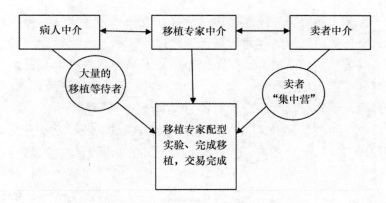

图 9 - 2　器官交易的链条（2）

没有移植资质的医院里，移植数据无须上报，更谈不上要经过伦理委员会的审查，一切都处在黑暗之中，神不知鬼不觉地完成了一宗宗血腥的、肮脏的交易。

　　就已经报道的这类器官交易案件看，主要的活体买卖为肾脏买卖。因为肾移植，相对于肝移植来说，手术的难度较小，风险较少，容易在一般的医院完成。一些曾经的卖肾者，后来熟悉了买卖的流程，现身说法，充当了买卖的中介。

身体的苦痛

　　凤凰卫视"社会能见度"栏目曾以"卖肾风波"为题报道了一起完整的活体肾脏买卖案例①，这个案例很明确地道出了器官买卖的链条以及卖者的心理和身体体验。

　　卖肾者胡杰（化名），湖南人，26 岁，长期在广州番禺打工。2010 年 10 月，因欠下 2.4 万元的赌债，他开始在网上搜索关于"卖肾"的信息。在与多家卖者中介联系后，山东的中介"刘哥"取得了胡杰的信任。谈好了价格后（4 万元），胡杰只身前往山东德州。很快被安排在一个卖肾窝点住下，这里面还有十几位卖肾的等待者。

---

① 详见凤凰卫视网站 http: //blog. ifeng. com/article/10127868. html, 2014 - 01 - 06。

第二天，胡杰被带到一家医院做尿常规和血常规等基本身体检查，以查看其身体健康状况。但很可惜，这次体检，胡杰没有通过。又等了几天，基础体检还是没有通过。中介已经限制了胡杰的人身自由，不准他离开，希望他休养再去检查。胡杰有些犹豫，也很害怕，终于找机会逃脱，回到番禺。中介刘哥不停地给他电话，催促他赶紧过来，他们已经在山西帮其找到了配型成功者。这一次，胡杰又一次动摇了。2010 年 12 月 31 日，胡杰来到山西临汾。由于有第一次逃跑的经历，这一次，中介加派了人手看管胡杰。第二天，在患者中介和肾源中介在场的情况下，胡杰与患者见了面，主要是确认胡杰不是警察和记者的身份。

2011 年 1 月 3 日，胡杰在临汾市人民医院做了尿常规、血常规、心电图、肾功能等一系列检查。在医院中介的联系下，胡杰当晚被带到一家三甲医院，做血型和淋巴配对检查。结果显示，与患者基本吻合。

想到肾摘取手术可能就在眼前，胡杰更加害怕了。肾源中介派了更多的人看着他，并恐吓他如果逃跑，"就会要了他的命"。2011 年 1 月 4 日，胡杰在医院中介的联系下，被拉到"长良"私人医院——按照胡杰的描述，这所医院和他们乡镇医院差不多。想到自己的处境、想到切身之痛，胡杰在医院走廊里哭起来。这引起了一些群众的围观。中介害怕事情闹大，不得已将胡杰带走。在一阵恐吓后，胡杰当晚还是被强制拉到医院。期间他曾两次试图逃脱，终究无功而返。他的肾被摘除了。醒来后，他只收到 2.7 万元，而不是先前承诺的 4 万元。整个手术，没有任何的知情同意，也没有任何的协议书。

就胡杰的卖肾过程，我们大致可以从三个阶段总结出卖器官者的心理历程。

（1）手术前：希望与恐惧。因为贫穷、欠款等多种原因，为了赚得"快钱"，也希望生活更好些，一些人考虑出卖器官。他们借助现代媒体，上网了解相关信息，这既包括出卖器官的后果，也包括器官买卖的流程。网络上纷繁复杂的信息让他们徘徊在希望（金钱回报）和害怕（手术的健康威胁）之间。但所谓"肝能再生""肾有两个"的说辞终究让"希望"占据了上风。他们开始联系中介，准备移植之前的工作。

（2）手术阶段：恐惧与恐吓。当手术来临时，恐惧心理更为严重，一些供者开始想到逃脱，但这个时候他们面临着中介方的强制、恐吓。面对即将到来的手术，胡杰的三段话表现出手术阶段时的矛盾心理。

听他们说了之后我就心里感觉到怕了，毕竟我还这么年轻，这都是实话的，我只有20多岁，毕竟我还没有娶老婆，也没有什么，我家里就我一个，我老爸就我一个儿子，如果做了这个事以后，取了一个肾之后可能对以后的生育和身体可能会有危害吧。

进了医院之后他们在三楼，他们早就在等我了，然后我一开门，他们一开门就让我进去了，让我和患者说话，我心想我为什么要和患者说话呢，我就没有说话，我进去对着患者我就在那边哭，当时那个是事实，我的确是哭了起码有半个小时。

我说我的确是不太想做了，我说我不想做了，他（中介）说不想做了行，他说只要你能把那个钱还上就可以了，我说你刚跟那个患者都说不要我还钱，不要我赔钱，而且他（患者）还愿意给车费让我回去，然后他说那个是患者的事情，他说我们是我们。然后就那样又谈，在我面前，凶了很久，说了很久。当时我看到房间里面有十来个人，我也有点怕什么的，他们一个个看起来都，反正是吃那碗饭的人，反正都已经很快就要手术了，突然说我不做了，他们肯定不愿意，肯定是怎么说他们不愿意，毕竟我做了之后他们可以赚几十万，据我所知是那样，患者说给了他们三十多万吧。

面对巨大的金钱利益，在配型已经成功时，中介方，往往是带有黑社会性质的中介人员在供者突然反悔时，恐吓和人身威胁齐上。由于这类器官移植，属于明显的买卖，自然难以在有资质的医院里完成，只能在一些无移植资质医院的科室里（有些就如案例中所言的，村镇规模的医院）进行粗略的医学手术。这无论给移植者，还是供者，都带来了严重的健康威胁。

（3）手术后：身体和社会的苦痛。

> 胡杰说："（手术醒来后），当时我一个人如果起床的话我要费很大的劲，当时我还要爬，两只手一只手撑这边，一只手撑这边，好像就那样撑起来才能起床。起床走路的时候腰也伸不直，伤也疼，走也走不动。最多就后悔吧，不该做这个手术。一开始我就不能去，还有我就是对不起我家里人吧。如果我家里人知道，我爸妈肯定不会接受这个现实，但是现在我也不敢告诉他们，现在眼前我也不会告诉他们，毕竟我爸妈也是 50 多岁了，有一些事情我也不想跟他们说。胡杰说，他现在经常腰背疼痛，大小便不正常。体重也由手术前的 120 多斤降到了 100 斤"。

这就是说，胡杰仅仅获得了"打折扣"的经济支持，但面临的却是长期的医疗和健康问题。并且，作为家庭的独子，胡杰的行为，无论是父子感情，还是考虑到对生育的影响，都将使他面临着"不孝"的指责和心理纠结。

胡杰的案例揭示了活体买卖作为一种"生物暴力"（Bio-violence）的本质。所谓生物暴力，是指通过新的医学技术将人的身体——无论是活的身体还是尸体，抑或是全部身体还是身体器官——转变为一种可利用的资源，这是一种造成身体伤害和控制身体的行为，它不仅指行为本身（比如从身体上摘取器官），也指行为过程（器官获取中的欺骗、强迫，Moniruzzaman，2012）。生物暴力是技术试验的副产品，同时也是为了实现某些医学需要，或是满足部分富人的需求而衍生出来的对穷人身体加以利用的工具。在这其中，媒体，健康专家、各色的中介共同将医学技术滥用在贫弱者的身体上。器官市场繁荣的另一面，是边缘和底层人群的心酸和血泪。这既是医学的悲哀，也是社会的悲哀。

鉴于目前器官短缺的情况，可能还有人主张采取经济激励，即主张器官交易的合法化。无可否认，器官交易的合法化可能使得器官供给在短时间内有所提升，但从根本上讲，也将器官移植推向了身体剥削的深渊。

第一，器官买卖导致的结果必然如西佩－休斯（Scheper-Hughes，1996，2000）所言的，器官从穷人流向富人、从穷国流向富国，器官皆为社会上层专享，这将是国家之间、人与人之间不平等在身体和健康上的显现。假如买卖合法化得到鼓励的话，那么可以想象的是，割去身体的一部分换得金钱的回报，只能是社会底层、边缘人群的可能做法。他们因经济生活的窘迫，才会做出无奈的选择。当器官被市场化运作后，这种稀有的资源，在供求严重不平衡的状态下，必然导致价格的猛增，这又促成了器官为社会上层所专享的糟糕局面。

第二，与之相关的一个问题是，当国民的收入达到一定程度，那样移植事业又必然面临一个问题：有谁愿意出卖自己的器官？假如此时我们再回头推动器官的无偿捐赠，这实质上是在捐赠事业上走了很长的弯路，就像中国的血液捐赠历史一样（余成普，2009），导致的是更为艰难的境况。

第三，器官买卖，将人的身体及器官作为商品，降低和亵渎了人的尊严，将身体降格为普通的可以自由交易的"物"，这是对人类价值的极度贬低。

第四，主张器官买卖的其中一个考虑是，这可以一定程度上缓解贫困的状态。但正如本章所展现的，器官买卖不仅没从根本上缓解他们的贫困，还使得穷人承受着来自身体、社会、经济和心理的苦痛。

第五，买卖器官也难以保障器官的质量。目前的器官医学检验手段，还只是监测一些严重、有限的疾病类型，很多疾病没有纳入检验范围，一些疾病还存在窗口期问题，这都使得如果要最大程度地提高移植器官的质量，同时需要依靠捐赠者及其家属的诚信。借用蒂特马斯（Titmuss，1970）在研究血液政策时所言的，卖器官者考虑的是收入，而献器官者考虑的是奉献和利他，只有后者才能客观地提供自己的健康信息，以最大限度地保证器官捐赠作为一种"善的礼物"（good gift）。

第六，器官买卖如果在社会上成为一种主流的器官获得方式，那么从根本上说，是对整个社会团结的破坏。虽然我们曾尝试估价人们的生命，但一个社会的利他主义精神是无法用价钱去衡量的。给予陌生人的利他主义行为并不是以器官捐赠（及其他身体部分的捐赠）作始，也不会以器官捐赠为终结，它将触及社会生活的方方面面，影响我们的整个价值系统。假如我们的身体及器官，能够用人民币、美元、英镑进行交换，那么其他无数的社会生活和社会关系不也就成了商品交易了吗？假如我们的社区赠予的纽带被破坏了，所带来的并非是价值的中立状态，相反，这个空白更可能被敌对、谋杀、社会冲突所填充（Titmuss，1970：198）。

　　因而，笔者不主张中国实行器官买卖的合法化，更反对采取两条路的方式，即捐赠和买卖的共同存在。因为"当经济人的规则被制度化且被接受后，人们放弃利他主义的动机比放弃经济人规则更为容易"（Titmuss，1970：187），这是对一个国家利他主义精神的践踏以及社会团结的破坏。另外，鉴于已经分析的活体移植带来的风险，我更主张在中国取消活体移植，完全走向公民逝世后的尸体器官捐赠模式。这不仅是对生命伦理学"不伤害原则"的回归，也是对活体买卖的重击。

第 十 章

总结与讨论

在笛卡尔（1596—1650）看来，灵魂、精神、心灵才是最根本的，身体处于次属的地位。这一思想虽然褒扬了精神，贬低了身体，却有意无意地清除了身体中灵魂的残余，它把灵魂交与宗教、身体交与自然科学，放开了科学家的手脚，使他们把身体当作一种物质性的事物来观察，使其可以自由地追求一种医学研究所表现出来的纯物质性的思考，增加了自然科学和临床的优势，从而促进了实验生物学的发展。在17世纪以来的现代性浪潮（吉登斯，2000）中，科学至高无上，传统由专门知识所代替，身体逐渐祛魅化，它不再是被宗教束缚的对象，而成为科学研究的对象，心理的、社会的和道德的维度被认为是科学化路径的障碍。这是现代医学或者生物医学发展的背景，这个背景也决定了它的专注：身体的客观化、机械化、标准化、内在化，乃至数字化。现代医学就是在科学的规范下寻求身体的普遍法则（Lock et al.，2010）。

我对器官移植的认知论基础、移植者的身体体验、器官捐赠的文化敏感性以及器官买卖的生物暴力的研究，并不是要否认器官移植技术对移植者生命延续的贡献，而是坚持如下立场：器官移植技术并不是不受文化限制的科学系统，它本身就植根于特定的文化前提和认识论基础；移植者的身体体验在不同的社会文化环境下表现出微妙的且重要的差异；器官移植技术以及器官捐赠和器官买卖，表明了技术的实施和应用与生命伦理、家庭道义、主流意识形态，乃至与社会结构联系在一起，具有实践和道德的意义。

我的这份研究，同样着力于身体理论本身。笛卡尔的论断预示着身体在自然科学中的专属地位，而在社会科学里，身体处于"缺席在场"（希林，2010）的状态。马克思、涂尔干和韦伯的论著里，身体也始终没有合法的地位，身体的自然性和个体性似乎从一开始就处于社会学、文化人类学关注的视野之外。但另一方面，身体又是抹不去的"隐形"基础，成为不得不讨论的话题。比如倡导社会决定论的涂尔干（2010：13）也不得不承认"人具有两种存在：一是个体存在，它的基础是有机体，因此其活动范围是受到严格限制的；二是社会的存在，它代表了我们通过观察可以了解到的智力和道德秩序中的最高实在，即我所说的社会"。

身体在人文社会科学中真正迎来它的"主体"地位是非常晚近的事。按照弗兰克（Frank，1990）、希林（2010）等人的观点，身体研究在20世纪中后期的突显和兴起至少受以下三方面因素的影响。首先是女性主义在20世纪60年代的发展。女性主义学者对"生物性别"（sex）和"社会性别"（gender）的区分，对生育控制的讨论，对堕胎权利的论争等都使身体成为讨论的焦点。其次，20世纪下半叶，消费主义和消费文化在全球范围内的兴盛，使得身体不再是罪恶的容器，而是展示的对象：美容、塑身、健康以及形形色色的围绕着身体的现代产业蓬勃发展。器官移植作为控制身体和调整身体部件的技术也成为医学的巅峰。这些都表明了，我们具有越来越强的控制身体的能力。但有关"人是什么""身体是什么""我是谁"等身份认同的问题却模糊起来，成为学界反思的对象。再次，我们不能忽视几位学者，尤其是福柯对身体研究的卓越贡献。他的几本经典著作，《性经验史》《规训与惩罚》《临床医学的诞生》等无一不以身体为主线做出反思和论争。身体对于福柯来说，并不只是话语的焦点，而是构成了日常实践与权力的大规模组织之间的唯一关联（希林，2010：73）。福柯在20世纪中后期直至今天所造成的学术影响，几乎无人能及，似乎当代的每位学者都想要从他的理论著述中寻找到灵感和源泉，伴随着"福柯热"的"身体热"就不足为奇了。

具体到文化人类学，虽然早期人类学家在关注婚姻家庭、宗教图腾等主题时也间或提及身体，但直到莫斯，才开始明确地指出"身体是一个人最初的也是最天然的工具，或者更确切一些，不用工具这个词，身体是人的最初的和最天然的技术对象，同时也是人的技术手段，是人的身体"（转引斯特拉桑，1999：19）。正是在对身体的基本定位上，莫斯（2008）反思了人，并对身体的技术做了分类分析。这一研究明显地与后来福柯的研究，尤其是《规训与惩罚》中的基本观点产生了共鸣。在象征人类学里，赫尔兹1909年出版的《右手的优越》①中对左、右手象征意义的精彩分析也是直接以身体为研究对象，尽管由于资料的限制，可能他的结论过于武断，但也不失为系统地从人类学角度研究身体器官的有益尝试（夏建中，1997：112—114）。

道格拉斯（Mary Douglas）分别在1966年和1970年出版的《洁净与危险》和《自然象征》（*Natural Symbols*）是以身体为研究对象的人类学最为卓越的著作之一。秉承涂尔干和莫斯（［1902］2000）在《原始分类》中所谓思维范畴具有社会根源的基本主张，她认为洁净与污秽的观念来源于既有的社会分类系统，而身体可以成为分析洁净和污秽的主线。因为，在她看来，"每种事物都是身体的象征，身体也是每种事物的象征"（道格拉斯，2008：151）。在分析这种象征上，道格拉斯（2008：143）主张，"身体是一种模型，可以表示任何具有界限的体系。人体的边界可以代表任何受到威胁的或出于危险状态的边界。身体是一个复杂的结构。不同部位的功能以及彼此之间的关系为其他复杂结构提供了象征的来源。除非把身体看作一种社会的象征，我们就不可能只通过关注那些排泄物、乳汁、唾液或其他什么去理解仪式，并把它的能力与危险看作是社会结构在人体上的小规模再现。"道格拉斯对身体社会维度的分析成为了后来学者研究身体的重要理论来源（Scheper-Hughes et al.，1987；特纳，2000；希林，2010；奥尼尔，2010）。这里我无意再梳理身体的既有研究，像布迪厄（2003）对身体资本、梅洛-庞蒂（2005）和罗克等（Lock et al.，2010）对身体经验和具身化（emsodiment）以及埃利亚斯（2010）对身体文明化的研究都异常精彩。这个简短的梳理旨在表明，"身体"已经从过去的"缺席在场"状态正式地进入了人类学和

① 参见中文版《死亡与右手》（赫尔兹，2011）。

社会学的理论殿堂，"身体"成为了人类学和社会学的关键词①。

在器官移植的研究上，既有的文献也倾向性地以身体作为分析的起点，这似乎与这一领域的领军人物西佩－休斯和罗克（Scheper-Hughes & Lock）在 1987 年发表的那篇具有范式意义的论文分不开。在《精神性的身体：医学人类学未来研究导论》中，两位作者区分了三类身体（个体的身体、社会的身体、身体政治），这成为后来学者研究器官移植的基本框架和出发点。在本书，我们所坚持的身体理论至少包括以下三个面向，或者说是三种关系的纠缠：（1）身体内各个器官相互关联，处于整体之中，即部分与整体的平衡和系统关系；（2）身体作为生物性和社会文化性的双重存在，即个体的身体苦痛和体验与有关身体和器官的文化隐喻和社会意义，乃至与广泛的政治经济结构纠缠在一起；（3）传统和现代相互交织和碰撞，共同发生在移植者和捐赠者身体上。

移植者器官的替换，打破了身体的内在平衡，也逾越了人们观念中身体的既有边界。新的移植物作为他者的器官，携带了他者的身份属性，模糊了自我与他者的界限，使移植者处于生理排斥和文化排斥的冲突境地。身体及器官不仅是一团"肉体"，还赋予了诸多的象征和隐喻，疾病成为人们试图隐瞒的对象。而个体化和地方化的移植手术和后期护理，也在现代性的浪潮下，成为全球移植产业的一部分。在移植者的后移植生活里，我们看到的是传统和现代的交织、科学和人文的融合、自然与文化的纠缠，而身体就是它们竞争的场域。

在器官捐赠上，以身体为中心重新思考已有的人类学研究，我们会发现，人类学的经典礼物理论还不能很好地解释器官捐赠作为生命礼物的事实。生命的礼物扩充了传统礼物的赠予—接受—回馈的模式，作为一部分医学事实，在器官的获取、分配和调节上充斥着医学的权力，在这形式化的流动模式背后，不再是赠受双方权利义务关系和简单互惠的发生逻辑，而是对生命、死亡、身体的敬畏，以及多方参与的人道回馈。生命礼物与传统礼物的诸多差异，究其根源在于捐赠的不是外在的"物"，而是我们的身体和器官，它与人的主体性和

---

① 国外医学人类学和身体研究的最新进展，可参见笔者述评（余成普，2016）。

医疗实践息息相关。器官作为人身体和自我认同的一部分，承载着我们对自我的认识，对生命的敬重，对自我与亲属关系的理解，以及对人死后世界的想象。这样，相对于普通的礼物，器官作为礼物，增添了其文化的生命力，体现了自然—文化的整体性。

在器官买卖上，以身体作为问题的切入点，我们发现，身体的商品化是一个生物暴力的过程，即医学成为满足部分富人的需求而衍生出来的对穷人身体加以利用的工具。生物暴力的后果，并没有给器官供者带来经济上一劳永逸的回报，而是持续的身体苦痛以及难以名状的心理悔恨。对器官买卖的批判主要是基于政治经济学的立场，来反思社会结构的不合理。分析身体和器官的全球流动，将会展现出以科学进步为说辞的器官移植是否进一步打造人类的不平等和这种不平等的全球化程度，因为器官买卖毕竟是超越国家边境的医疗实践，无论理念、技术、手术的发生地点都可能如此。这一分析的意义在于揭示医疗技术实践中的权力问题以及导致人类健康不平等的政治经济因素，从而将微观的器官买卖与宏观的社会不平等，乃至国际秩序连接起来，因为后者才是个人苦痛的根源。

面对移植技术喜忧参半的后果，我们不可能走回头路。对移植技术的欢呼，或是对器官短缺和器官买卖的一味抱怨，同样显得不够。我们需要做的，就是在研究的基础上，提出合乎中国文化情境的器官移植之路。就器官捐赠而言，实践证明，拿来主义的、急功近利的、一蹴而就的做法在中国难以奏效。捐赠体系建设的每一步都具有社会文化的地方性意义。没有对中国社会文化环境的深刻理解，一切照搬照做的行为都注定遭受挫败。因而，适时总结捐赠体系建设过程的经验和教训，将有利于建构符合中国文化情境的捐赠体系，推动移植事业的顺利发展。为此，在结尾，我还想围绕着器官捐赠的具体实践做出一些讨论，并通过比较中国的血液捐赠，提出可能的建议。

中国器官捐赠体系建设自 2010 年试点开始，到 2013 年 2 月 22 日，共完成公民死后器官自愿捐赠 659 例①，到 2014 年 8 月 14 日，

① 详见腾讯网 http://news.qq.com/a/20130226/001501.htm，2013-02-26。

共实现捐赠 2107 例①。虽然从数目上来讲，器官捐赠率依然相对低下，但四年多的实践，实现的是零的突破，以及数据逐渐攀升的良好开局。我们不应该对中国的器官捐赠以及公众的捐赠积极性完全悲观。器官捐赠对大部分民众来说，还是一个陌生的、甚少考虑的话题。随着新闻的报道，捐赠又成为一个备受争议、充满"灰色利益"的不信任区域。无疑，这与我们长久以来的器官捐赠制度建设（宣传制度、登记制度、分配制度、激励制度等）的严重滞后，以及整个社会弥散的不信任氛围有关。我的这份研究，并不企求在改变整个社会氛围上贡献学术力量（无疑，器官捐赠的开展，将在一定程度上有利于社会团结的缔造）。就我们分析的器官捐赠过程而言，一些中观的和微观的考虑，将使我们在器官捐赠上少走弯路，将中国的器官捐赠体系建设牢牢镶嵌在中国的社会文化中。

其一，器官捐赠是一种身体、生命的赠予，所以我们必须有针对性地研究中国人的身体观、死亡观，以及其他的一些相关理念。只有在对中国文化有了透彻的理解的前提下，再参考其他国家成熟的宣传策略和捐赠模式，才能建立在中国有效运行的器官捐赠体系。中国目前实行的脑—心双死亡的判定和医学处理（霍枫等，2012），既没有降低器官移植的质量，同时又考虑到了我们长久以来对死亡的理解，是医学对文化的适应范例。

其二，与之相关的，正是因为考虑到中国特殊的丧葬文化，我们建议在移植医院或周边开辟一个专门用于亲人悼念死者（捐赠者）的空间，并逐步发展相关的医疗社工。在我们的传统文化里，死亡的那一刻（俗称"落气"）是生者和死者分割的界点，一些仪式也在这一刻举行（比如烧纸钱）。我们的案例揭示出，捐赠者的亲属并没有完全抛弃这些文化，对某些仪式性的行为还相当的执着。假如在医院周边的某个地方，设置一个很小的仪式空间，将满足这些家属情感的和仪式性的愿望。当家属签订了《器官捐赠同意书》后，移植医生往往需要在最短的时间内完成器官摘除手术，他们已经无暇考虑家属的情感，回答疑问，这正是医疗社工（或是专门的志愿者）发挥作

---

① 详见搜狐网 http：//news. sohu. com/20140818/n403521347. shtml，2014 - 08 - 19。

用的时候。我们之所以如此建议，在于不希望器官捐赠变成一件冷冰冰的单纯的医疗行为，而是一件充满人文关怀和道义情感的社会行为。

其三，器官捐赠，不是个人之间的礼尚往来，它需要中间部门的参与和分配。分配，既是生命的分配，同时也是利益的分割。作为一个完整的循环，器官捐赠中任何一个环节的处理不当，甚至器官的滥用，都将使得整个循环遭遇崩溃。

其四，建立一个多部门参与的协作系统，才能提高实际的器官捐赠率。这个系统包括护士、外科医生、重症监护室医生、单位领导、社会工作者、志愿者等不同人群，共同促进捐赠的发展。

其五，对器官捐赠者的补偿，应该更加透明化和制度化，防止以金钱为诱惑的捐赠。这里尤为要警惕当前农民工成为捐赠主体的现象，这或许说明了器官捐赠与文化程度、传统文化之间没有必然联系；但更重要的，假如农民工捐赠的主要动机是出于减免医药费、获得丧葬补贴、维权的话，那么这样的捐赠，是社会不平等的显现，是社会的悲剧，而非社会的美德。

虽然中国的器官捐赠开展晚近，但与之相似的血液捐赠，在中国则有长久的历史（余成普，2009）。同为人体部分的捐赠，中国的器官捐赠体系建设可以从血液捐赠历史中汲取营养。很明显，器官捐赠远比血液捐赠更加复杂，它所带来的伤害，无论是身体上的，还是情感上的，也远比血液捐赠要大；血液是可以再生的，并且可以多次捐赠，而器官捐赠，只能是一次的，即使肝叶具有再生功能，但这种伤害对于活体捐赠者来说，也是一次不小的打击。但由于它们都是对身体部分的赠予，我们依旧可以通过简单回顾血液捐赠的历史，总结出一些可以参考的经验。

表 10-1　　　　　　　　血液捐赠与器官捐赠之比较

	血液捐赠	尸体器官捐赠	活体器官捐赠
赠予者与接受者的关系	彼此匿名的，接受者不分性别、年龄、种族、阶层等	彼此匿名的	彼此亲情的

	血液捐赠	尸体器官捐赠	活体器官捐赠
捐赠内容	血液成分或全血	身体的一部分	可再生或者成对的器官
直接目的	挽救生命	挽救生命	挽救生命
赠予主体的范围	有严格的身体等方面限制	有严格的身体等方面限制	有严格的身体等方面限制
赠予的自愿性	个人自愿	个人自愿与家属同意	个人自愿
年龄限制	18—60 岁①	一般不超过 65 岁	18 岁以上，一般不超过 65 岁
完成时间	健康状态	死后的短暂时间内	健康状态
互惠性	赠予者一般不希望，也不要求有相应礼物的回赠（没有人想自己将来接受输血）。接受者可能通过其他方式回赠给他人	赠予者因去世不可能期待有回报。接受者可能回报给他人	接受者因背负的"礼物"太珍贵，因难以回礼而面临压力
礼物的善与恶	依靠赠予者的诚信以及医学的检验	依靠赠予者的诚信以及医学的检验	依靠赠予者的诚信以及医学的检验
有效期	血液容易变质，且易受污染	需要在有限的时间内完成移植	需要在有限的时间内完成移植
对身体的影响	身体有轻微的疼痛	破坏尸体的完整性	破坏身体的完整性
再生功能	血液可以在短时间再生恢复到原来的水平	生命得以延续	肝脏再生、肾脏缺失
可捐赠次数	全血半年一次，成分血两周一次②	一次	一次

① 2012 年 7 月 1 日起，国家新版《献血者健康检查要求》实施，要求提出，国家提倡献血年龄为 18—55 周岁；既往无献血反应、符合健康检查要求的多次献血者主动要求再次献血的，年龄可延长至 60 周岁。

② 国家新版《献血者健康检查要求》将单采血小板献血间隔由原来的不少于 4 周调整为不少于 2 周，但不大于 24 次/年，特殊需要，由医生批准，最短间隔不得少于 1 周；将全血献血后与单采血小板献血间隔由原来的不少于 6 个月调整为不少于 3 个月；对两次全血捐献间隔仍沿用 1998 年《献血法》第九条的规定，为不得少于 6 个月。

中国的血液供给假如从 20 世纪 20 年代有记录的有偿供血算起的话，我们经历了有偿、义务、自愿无偿等不同阶段的采血模式（余成普，2009）。在这其中，我们走过了很多弯路，直到 1998 年《献血法》实施后，我国才逐步走向自愿无偿献血。目前，除了在某些城市发生的季节性"血荒"外，中国的血液供应基本能满足临床用血的需要。总结血液供给百年经验，以下五点可以为我国器官捐赠体系建设所参考。

经验一，坚持无偿的器官捐赠，打击一切买卖行为。因为器官买卖不仅加剧社会的不平等，也直接影响到捐赠本身。借用蒂特马斯（Titmuss，1970：187）在研究血液政策时所敏锐地指出的，当经济人的规则被制度化且被接受后，人们放弃利他主义的动机比放弃经济人规则更为容易，这是对一个国家利他主义精神的践踏以及社会团结的破坏。活体移植不仅违背了医学的"不伤害"的伦理原则，且容易变质为器官买卖。所以我更愿意建议取消活体捐赠，全面走向普通公民逝世后的器官捐赠和移植。

经验二，坚持器官捐赠的自愿性。一些国家采用的"推定同意"（假如个人和亲属不反对，即视为赞成捐赠）策略，在中国目前的信任环境下，可能激发民众的反感和抵制。个人的同意或不反对，以及家属的同意依然是捐赠与否的先决条件。

经验三，将获取器官的机构（OPO）与使用器官的机构（移植科室）分离开来。中国的血液采集部门是各个城市的血站，独立于使用血液的医疗机构。血液由血站统一采集、检验、分配，有利于血液的规范化采集和公正分配，也避免了各个医疗机构各自行动所导致的混乱。中国一些城市的 OPO 尚存于具体的移植医院，这相当于自己找资源，自己使用，"多劳多得"。其中的利益问题、是否用金钱引诱捐赠的问题、分配是否合理的问题等都可能突显出来。建立一个省级或地区层面、独立于移植机构的 OPO，由它具体负责器官的获取与分配，将有利于具体政策的统一执行，避免各自为政、利益纠葛的混乱局面。

经验四，中国的血液捐赠历程告诉我们，传统的文化模式并非铁板一块，成为捐赠的障碍，而是要区别对待，合理引导。传统文化也

不是不可以改变，但需要长期的过程。因而，中国的器官捐赠体系建
设应该是在尊重传统文化的同时逐渐地去调整它，或者变革技术去适
应它。

　　经验五，将血液捐赠和器官捐赠上升到利他精神和社会团结的高
度上加以倡导。利他是慈善的世俗化的完全形式，对捐赠者来说，他
们没有预期的直接回报，但社会作为整体却从这种行为中受益（Lock
et al.，2010：252）。虽然血液捐赠和器官捐赠与一般性的慈善捐赠
以及志愿服务有所差异，对身体的捐赠不是传统意义上的交换行为和
互利行为，而是个人对陌生的他者、对整个社会的赠予，是利他的
"最纯洁的典范"（Elster，1990：46）。其意义在于，在这个物欲横
流、注重商品交换的社会里，还有很多关系不能以金钱来衡量，而必
须依靠公民的利他精神来维持。正是利他主义和对陌生人的赠予构成
了现代社会团结的纽带和社会整合的源泉。而这正是处于市场转型中
的中国和深处其中的我们要关注的：在市场和国家之外，还有社会的
力量，还有一种不以金钱、权力为基础，而以利他为核心，发生在陌
生人之间的"礼物关系"——它充当了开放社会的"黏合剂"。

附 录 1

相关法律法规

《人体器官移植条例》(2007)

第一章 总则

第一条 为了规范人体器官移植,保证医疗质量,保障人体健康,维护公民的合法权益,制定本条例。

第二条 在中华人民共和国境内从事人体器官移植,适用本条例;从事人体细胞和角膜、骨髓等人体组织移植,不适用本条例。

本条例所称人体器官移植,是指摘取人体器官捐献人具有特定功能的心脏、肺脏、肝脏、肾脏或者胰腺等器官的全部或者部分,将其植入接受人身体以代替其病损器官的过程。

第三条 任何组织或者个人不得以任何形式买卖人体器官,不得从事与买卖人体器官有关的活动。

第四条 国务院卫生主管部门负责全国人体器官移植的监督管理工作。县级以上地方人民政府卫生主管部门负责本行政区域人体器官移植的监督管理工作。

各级红十字会依法参与人体器官捐献的宣传等工作。

第五条 任何组织或者个人对违反本条例规定的行为,有权向卫生主管部门和其他有关部门举报;对卫生主管部门和其他有关部门未依法履行监督管理职责的行为,有权向本级人民政府、上级人民政府有关部门举报。接到举报的人民政府、卫生主管部门和其他有关部门对举报应当及时核实、处理,并将处理结果向举报人通报。

第六条 国家通过建立人体器官移植工作体系,开展人体器官捐献的宣传、推动工作,确定人体器官移植预约者名单,组织协调人体器官的使用。

第二章　人体器官的捐献

第七条　人体器官捐献应当遵循自愿、无偿的原则。

公民享有捐献或者不捐献其人体器官的权利；任何组织或者个人不得强迫、欺骗或者利诱他人捐献人体器官。

第八条　捐献人体器官的公民应当具有完全民事行为能力。公民捐献其人体器官应当有书面形式的捐献意愿，对已经表示捐献其人体器官的意愿，有权予以撤销。

公民生前表示不同意捐献其人体器官的，任何组织或者个人不得捐献、摘取该公民的人体器官；公民生前未表示不同意捐献其人体器官的，该公民死亡后，其配偶、成年子女、父母可以以书面形式共同表示同意捐献该公民人体器官的意愿。

第九条　任何组织或者个人不得摘取未满 18 周岁公民的活体器官用于移植。

第十条　活体器官的接受人限于活体器官捐献人的配偶、直系血亲或者三代以内旁系血亲，或者有证据证明与活体器官捐献人存在因帮扶等形成亲情关系的人员。

第三章　人体器官的移植

第十一条　医疗机构从事人体器官移植，应当依照《医疗机构管理条例》的规定，向所在地省、自治区、直辖市人民政府卫生主管部门申请办理人体器官移植诊疗科目登记。

医疗机构从事人体器官移植，应当具备下列条件：

（一）有与从事人体器官移植相适应的执业医师和其他医务人员；

（二）有满足人体器官移植所需要的设备、设施；

（三）有由医学、法学、伦理学等方面专家组成的人体器官移植技术临床应用与伦理委员会，该委员会中从事人体器官移植的医学专家不超过委员人数的四分之一；

（四）有完善的人体器官移植质量监控等管理制度。

第十二条　省、自治区、直辖市人民政府卫生主管部门进行人体器官移植诊疗科目登记，除依据本条例第十一条规定的条件外，还应当考虑本行政区域人体器官移植的医疗需求和合法的人体器官来源情况。

省、自治区、直辖市人民政府卫生主管部门应当及时公布已经办理人体器官移植诊疗科目登记的医疗机构名单。

第十三条 已经办理人体器官移植诊疗科目登记的医疗机构不再具备本条例第十一条规定条件的，应当停止从事人体器官移植，并向原登记部门报告。原登记部门应当自收到报告之日起二日内注销该医疗机构的人体器官移植诊疗科目登记，并予以公布。

第十四条 省级以上人民政府卫生主管部门应当定期组织专家根据人体器官移植手术成功率、植入的人体器官和术后患者的长期存活率，对医疗机构的人体器官移植临床应用能力进行评估，并及时公布评估结果；对评估不合格的，由原登记部门撤销人体器官移植诊疗科目登记。具体办法由国务院卫生主管部门制订。

第十五条 医疗机构及其医务人员从事人体器官移植，应当遵守伦理原则和人体器官移植技术管理规范。

第十六条 实施人体器官移植手术的医疗机构及其医务人员应当对人体器官捐献人进行医学检查，对接受人因人体器官移植感染疾病的风险进行评估，并采取措施，降低风险。

第十七条 在摘取活体器官前或者尸体器官捐献人死亡前，负责人体器官移植的执业医师应当向所在医疗机构的人体器官移植技术临床应用与伦理委员会提出摘取人体器官审查申请。

人体器官移植技术临床应用与伦理委员会不同意摘取人体器官的，医疗机构不得做出摘取人体器官的决定，医务人员不得摘取人体器官。

第十八条 人体器官移植技术临床应用与伦理委员会收到摘取人体器官审查申请后，应当对下列事项进行审查，并出具同意或者不同意的书面意见：

（一）人体器官捐献人的捐献意愿是否真实；

（二）有无买卖或者变相买卖人体器官的情形；

（三）人体器官的配型和接受人的适应症是否符合伦理原则和人体器官移植技术管理规范。

经三分之二以上委员同意，人体器官移植技术临床应用与伦理委员会方可出具同意摘取人体器官的书面意见。

第十九条　从事人体器官移植的医疗机构及其医务人员摘取活体器官前，应当履行下列义务：

（一）向活体器官捐献人说明器官摘取手术的风险、术后注意事项、可能发生的并发症及其预防措施等，并与活体器官捐献人签署知情同意书；

（二）查验活体器官捐献人同意捐献其器官的书面意愿、活体器官捐献人与接受人存在本条例第十条规定关系的证明材料；

（三）确认除摘取器官产生的直接后果外不会损害活体器官捐献人其他正常的生理功能。

从事人体器官移植的医疗机构应当保存活体器官捐献人的医学资料，并进行随访。

第二十条　摘取尸体器官，应当在依法判定尸体器官捐献人死亡后进行。从事人体器官移植的医务人员不得参与捐献人的死亡判定。

从事人体器官移植的医疗机构及其医务人员应当尊重死者的尊严；对摘取器官完毕的尸体，应当进行符合伦理原则的医学处理，除用于移植的器官以外，应当恢复尸体原貌。

第二十一条　从事人体器官移植的医疗机构实施人体器官移植手术，除向接受人收取下列费用外，不得收取或者变相收取所移植人体器官的费用：

（一）摘取和植入人体器官的手术费；

（二）保存和运送人体器官的费用；

（三）摘取、植入人体器官所发生的药费、检验费、医用耗材费。

前款规定费用的收取标准，依照有关法律、行政法规的规定确定并予以公布。

第二十二条　申请人体器官移植手术患者的排序，应当符合医疗需要，遵循公平、公正和公开的原则。具体办法由国务院卫生主管部门制订。

第二十三条　从事人体器官移植的医务人员应当对人体器官捐献人、接受人和申请人体器官移植手术的患者的个人资料保密。

第二十四条　从事人体器官移植的医疗机构应当定期将实施人体

器官移植的情况向所在地省、自治区、直辖市人民政府卫生主管部门报告。具体办法由国务院卫生主管部门制订。

第四章 法律责任

第二十五条 违反本条例规定，有下列情形之一，构成犯罪的，依法追究刑事责任：

（一）未经公民本人同意摘取其活体器官的；

（二）公民生前表示不同意捐献其人体器官而摘取其尸体器官的；

（三）摘取未满 18 周岁公民的活体器官的。

第二十六条 违反本条例规定，买卖人体器官或者从事与买卖人体器官有关活动的，由设区的市级以上地方人民政府卫生主管部门依照职责分工没收违法所得，并处交易额八倍以上十倍以下的罚款；医疗机构参与上述活动的，还应当对负有责任的主管人员和其他直接责任人员依法给予处分，并由原登记部门撤销该医疗机构人体器官移植诊疗科目登记，该医疗机构三年内不得再申请人体器官移植诊疗科目登记；医务人员参与上述活动的，由原发证部门吊销其执业证书。

国家工作人员参与买卖人体器官或者从事与买卖人体器官有关活动的，由有关国家机关依据职权依法给予撤职、开除的处分。

第二十七条 医疗机构未办理人体器官移植诊疗科目登记，擅自从事人体器官移植的，依照《医疗机构管理条例》的规定予以处罚。

实施人体器官移植手术的医疗机构及其医务人员违反本条例规定，未对人体器官捐献人进行医学检查或者未采取措施，导致接受人因人体器官移植手术感染疾病的，依照《医疗事故处理条例》的规定予以处罚。

从事人体器官移植的医务人员违反本条例规定，泄露人体器官捐献人、接受人或者申请人体器官移植手术患者个人资料的，依照《执业医师法》或者国家有关护士管理的规定予以处罚。

违反本条例规定，给他人造成损害的，应当依法承担民事责任。

违反本条例第二十一条规定收取费用的，依照价格管理的法律、行政法规的规定予以处罚。

第二十八条 医务人员有下列情形之一的，依法给予处分；情节严重的，由县级以上地方人民政府卫生主管部门依照职责分工暂停其六个月以上一年以下执业活动；情节特别严重的，由原发证部门吊销其执业证书：

（一）未经人体器官移植技术临床应用与伦理委员会审查同意摘取人体器官的；

（二）摘取活体器官前未依照本条例第十九条的规定履行说明、查验、确认义务的；

（三）对摘取器官完毕的尸体未进行符合伦理原则的医学处理，恢复尸体原貌的。

第二十九条　医疗机构有下列情形之一的，对负有责任的主管人员和其他直接责任人员依法给予处分；情节严重的，由原登记部门撤销该医疗机构人体器官移植诊疗科目登记，该医疗机构三年内不得再申请人体器官移植诊疗科目登记：

（一）不再具备本条例第十一条规定条件，仍从事人体器官移植的；

（二）未经人体器官移植技术临床应用与伦理委员会审查同意，做出摘取人体器官的决定，或者胁迫医务人员违反本条例规定摘取人体器官的；

（三）有本条例第二十八条第（二）项、第（三）项列举的情形的。

医疗机构未定期将实施人体器官移植的情况向所在地省、自治区、直辖市人民政府卫生主管部门报告的，由所在地省、自治区、直辖市人民政府卫生主管部门责令限期改正；逾期不改正的，对负有责任的主管人员和其他直接责任人员依法给予处分。

第三十条　从事人体器官移植的医务人员参与尸体器官捐献人的死亡判定的，由县级以上地方人民政府卫生主管部门依照职责分工暂停其六个月以上一年以下执业活动；情节严重的，由原发证部门吊销其执业证书。

第三十一条　国家机关工作人员在人体器官移植监督管理工作中滥用职权、玩忽职守、徇私舞弊，构成犯罪的，依法追究刑事责任；尚不构成犯罪的，依法给予处分。

第五章 附则

第三十二条 本条例自 2007 年 5 月 1 日起施行。

《卫生部关于规范活体器官移植的若干规定》
（2009）

为加强活体器官移植管理，确保活体器官捐献人和接受人的生命安全，根据《人体器官移植条例》，现将有关事项规定如下：

一、活体器官捐献应当遵循自愿、无偿的原则。公民享有捐献或者不捐献其人体器官的权利，对已经表示捐献其人体器官的意愿，有权予以撤销。任何组织或者个人不得强迫、欺骗或者利诱他人捐献人体器官。捐献人体器官的公民应当年满十八周岁且具有完全民事行为能力。

二、活体器官捐献人与接受人仅限于以下关系：

（一）配偶：仅限于结婚三年以上或者婚后已育有子女的；

（二）直系血亲或者三代以内旁系血亲；

（三）因帮扶等形成亲情关系：仅限于养父母和养子女之间的关系、继父母与继子女之间的关系。

三、从事活体器官移植的医疗机构应当要求申请活体器官移植的捐献人与接受人提交以下相关材料：

（一）由活体器官捐献人及其具有完全民事行为能力的父母、成年子女（已结婚的捐献人还应当包括其配偶）共同签署的捐献人自愿、无偿捐献器官的书面意愿和活体器官接受人同意接受捐献人捐献器官的书面意愿；

（二）由户籍所在地公安机关出具的活体器官捐献人与接受人的身份证明以及双方第二代居民身份证、户口本原件；

（三）由户籍所在地公安机关出具的能反映活体器官捐献人与接受人亲属关系的户籍证明；

（四）活体器官捐献人与接受人属于配偶关系，应当提交结婚证原件或者已有生育子女的证明；

（五）省级卫生行政部门要求的其他证明材料。

活体器官移植的医疗机构应当配备身份证鉴别仪器并留存上述证明材料原件和相关证件的复印件备查。

四、从事活体器官移植的医疗机构及其医务人员在摘取活体器官前，应当履行下列义务：

（一）查验活体器官捐献人与接收人按照本规定第三条要求提交的相关材料的真实性，并确认其关系符合本通知第二条规定；

（二）评估接受人是否有接受活体器官移植手术的必要性、适应症；

（三）评估活体器官捐献人的健康状况是否适合捐献器官；

（四）评估摘取器官可能对活体器官捐献人健康产生的影响，确认不会因捐献活体器官而损害捐献者正常的生理功能；

（五）评估接受人因活体器官移植传播疾病的风险；

（六）根据医学及伦理学原则需要进行的其他评估；

（七）向医疗机构人体器官移植技术临床应用与伦理委员会（以下简称伦理委员会）提出摘取活体器官申请。

五、伦理委员会在收到摘取活体器官审查申请后，应当召集由伦理委员会全体成员参加的专门会议，对下列事项进行审查和讨论，在全体委员一致同意并签名确认后，伦理委员会方可出具同意摘取活体器官的书面意见：

（一）活体器官捐献人和接受人按照本规定第三条要求提供的材料是否真实、合法，其关系是否符合本规定第二条要求；

（二）活体器官捐献人的捐献意愿是否真实；

（三）有无买卖人体器官的情形；

（四）器官的配型和接受人的适应症是否符合人体器官移植技术管理规范；

（五）活体器官捐献人的身体和心理状况是否适宜捐献器官；

（六）对本通知第四条第（四）项的评估是否全面、科学；

（七）捐献是否符合医学和伦理学原则。

医疗机构应当存留完整的伦理委员会会议记录备查。

六、从事活体器官移植的医疗机构在伦理委员会出具同意摘取活体器官的书面意见后，应将相关材料上报省级卫生行政部门，根据回复意见实施。

七、在实施活体器官摘取手术前，应当由主管医师协助手术室工作人员再次确认活体器官捐献人身份。

八、完成活体器官摘取和器官移植手术后，负责活体器官移植的医务人员应当在 72 小时内完成以下工作：

（一）向伦理委员会提交手术报告，包括活体器官摘取和移植简要过程、术中和术后是否发生不良事件或者并发症及处理措施等；

（二）按照要求向相应的移植数据中心上报人体器官移植数据。

九、从事活体器官移植的医疗机构应当保存活体器官捐献人的医学资料，并定期对其随访。

十、医疗机构及其医务人员有下列情形之一的，由所在地省级卫生行政部门依照《中华人民共和国执业医师法》《医疗机构管理条例》《人体器官移植条例》的规定，对医疗机构及相关责任人予以处罚；涉嫌犯罪的，移交司法机关查处：

（一）摘取未满十八周岁公民活体器官用于移植的；

（二）为不符合本规定第二条要求的捐献人与接受人进行活体器官摘取、移植手术的；

（三）摘取活体器官前未按照本规定第四、五条要求履行查验、评估、说明、确认义务的；

（四）未经省级卫生行政部门及医疗机构伦理委员会审查同意，擅自开展活体器官摘取、移植手术的；

（五）完成活体器官摘取、移植手术后，未按照本规定第八条要求报告的；

（六）买卖活体器官或者从事与买卖活体器官有关活动的。

十一、各级卫生行政部门要严格按照本规定及有关文件要求，进一步加强本辖区内医疗机构开展活体器官移植工作的监督管理；对于未能依法履行职责、监管不力，导致辖区内器官移植工作管理混乱的卫生行政部门，将依法追究直接责任人及相关责任人的责任，并予以通报。

十二、本规定自印发之日起施行。

《卫生部办公厅关于境外人员申请人体器官移植有关问题的通知》（2007）

各省、自治区、直辖市卫生厅局，新疆生产建设兵团卫生局，部直属各单位：

为了认真贯彻《人体器官移植条例》，切实加强我国人体器官移植管理，根据世界卫生组织人体器官移植指导原则，参照其他国家和地区通行做法，现就境外人员申请实施人体器官移植有关事宜通知如下：

一、医疗机构及其医务人员不得为以旅游名义到我国的外国公民实施人体器官移植。

医疗机构及其医务人员不得以旅游名义跨国境为外国居民实施人体器官移植。

二、外国居民申请到我国实施人体器官移植的，医疗机构必须向所在省级卫生行政部门报告，经省级卫生行政部门审核并报我部后，根据回复意见实施。

三、我国人体器官移植优先满足中国公民（包括香港、澳门、台湾永久性居民）需要。

四、医疗机构在为香港、澳门、台湾永久性居民实施人体器官移植前，必须向所在省级卫生行政部门报告。省级卫生行政部门要及时向我部报告。

五、除《医疗广告管理办法》（国家工商行政管理总局、卫生部令第26号）规定的内容外，医疗机构不得利用任何方式发布人体器官移植医疗广告。

六、省级卫生行政部门对医疗机构开展人体器官移植情况，要纳入技术临床应用能力定期评估的重要内容并严格考核。对医疗机构及其医务人员违反规定实施人体器官移植的，要依法严肃处理，并撤销医疗机构相应专业的人体器官移植诊疗科目登记。

二〇〇七年六月二十六日

《世界卫生组织人体细胞、组织和器官移植
指导原则》(草案,2008)

序言

1. 正如总干事在执委会第七十九届会议的报告中指出的那样，人体器官移植始于 20 世纪初一系列实验性研究。该报告提请注意自 1912 年因为 Alexis Carrel 做出的开拓性工作而获得诺贝尔奖以来，这个领域取得的一些主要临床和科学进展。从死者以及活体捐献人身上获取器官，通过外科移植给病人或者生命垂危患者，是在第二次世界大战以后开始发展起来的。在过去 50 年里，人体器官、组织和细胞的移植已成为全球的做法，它延长了成千上万人的生命，并极大提高了其生活质量。医疗技术的不断改进，尤其是有关器官和组织排异方面，导致了器官和组织需求的增加。尽管近年来尸体器官捐献大幅度增加，同时也更多依赖活体捐献，但是需求总是超过供给。

2. 可用器官的短缺，不仅促使很多国家建立程序和体系来提高供给，同时也刺激了人体器官的商业买卖，尤其是与器官接受人无亲属关系的活体捐献器官。此类商业行为，加上相关人口贩运方面的证据，在最近几十年已越发明显。而且，国际通讯和旅行的便捷，使很多患者到国外的医疗中心接受移植，这些中心利用广告宣传他们在器官移植上具备的能力，并一次性收取包含一切在内的费用，提供捐献器官。

3. WHA40.13 号决议和 WHA42.5 号决议最先表达了卫生大会对器官商业交易的关切，以及制定全球移植标准的必要性。秘书处组织了一次协商程序，在此基础上，卫生大会随后以 WHA44.25 号决议批准了世卫组织人体器官移植指导原则。在过去的 17 年里，该指导原则对世界各地的专业规范和做法以及立法，带来了很大影响。鉴于有关器官和组织移植的做法和态度发生的变化，第五十七届卫生大会以其 WHA57.18 号决议特别要求总干事

"继续审查和收集全球关于同种异基因性移植的做法、安全性、

质量、有效性和流行性的数据，以及伦理问题的数据，包括活体捐献，以便更新人体器官移植指导原则。"

4. 下列指导原则意在为以治疗为目的的人体细胞、组织和器官的获得和移植，提供一个有序、符合伦理标准并且可接受的框架。每个司法管辖部门可决定其执行指导原则的方法。这些原则保留了1991年版本的要点，同时加入新的条款，以应对当前的移植趋势，尤其是活体捐献器官的移植，以及人体细胞和组织的日益广泛使用。指导原则不适用于以生殖为目的的配子、卵巢或者睾丸组织，或者胚胎移植；或者以输血为目的采集的血液或者血液成分。

只有在符合下列指导原则的情况下，才可以以移植为目的，从死者或者活体身上摘取细胞、组织和器官。

指导原则1

细胞、组织和器官可以从死亡或者活体身上摘取用于移植，如果：

（a）已得到符合法律规定的任何同意意见，以及

（b）没有理由相信死者生前反对这种摘取。

对指导原则1的注解

获得同意是所有医学干预措施的伦理基石。根据国际伦理标准，本国器官获得的组织方式，以及获得同意在防止滥用和违反安全规定中的实际作用，国家当局负责对获得和记录细胞、组织和器官捐献的程序做出定义。

从死者身上获得器官和组织的同意意见是属于"明确的"还是"推测的"，取决于每个国家的社会、医学和文化传统，包括通常情况下对卫生保健做出决定时家庭成员的参与方式。在两种情况下，有任何迹象表明死者反对死后摘取其细胞、组织或者器官，就要防止这种摘取行动。

在具有明确同意意见的体制中（有时称为"有选择权"），根据国内法律，如果死者在他或者她的生命存在阶段表达过同意摘取其细胞、组织或者器官，就可以从他们身上摘取；这种同意意见可为口头表达的，或者记录在捐献卡、驾驶执照或者身份证件上的。当死者对器官摘取既没有表示过同意意见，也没有清晰表示反对的情况下，应

征得法律规定特定代理人的同意，这通常为一位家庭成员。

另外一个属于推测同意体系，称为"宣布放弃选择权（或者退出合约）"，允许从死者身上摘取材料用于移植，在一些国家，用于解剖学习或者研究，除非死者生前在某经过确认的办事处记录过他或者她的反对意见，或者一知情方报告说，死者曾明确表达过反对捐献。表示同意在伦理上极其重要，因此这种体系应保证人们充分了解这项政策，并有简单易行方法可以放弃选择权。

尽管在"宣布放弃选择权"体系中，不要求在摘取死者细胞、组织和器官前有明确表达的同意意见，如果死者生前没有提出过反对意见，可是其亲属个人反对捐献，器官获得计划可能会难以进行；同样，在"有选择权"的体系中，即使死者生前同意，摘取计划通常要征得家属的同意。如果公众对捐献细胞、组织和器官程序的理解和接受程度根深蒂固并且毫不含糊，器官捐献计划更可能依赖于死者表示的明确同意或者推测同意意见，而不再征得家属的同意。即使不征得亲属的同意，捐献计划需要与了解他或者她的家庭成员审核死者的医疗和行为历史，因为掌握了准确的捐献人信息，会有助于提高移植的安全性。

关于人体组织的捐献，因其对时间紧迫性的要求相对不太大，建议总要征得最近亲属的同意。需要解决的重要一点是，尸体组织被摘取后，死者尸体外貌得以恢复的方式。

指导原则 2

> 确定潜在捐献人死亡的医生，不应直接参与从捐献人身上摘取细胞、组织或器官，或参与随后的移植步骤；这些医生也不应负责照料此捐献人的细胞、组织和器官的任何预期接受人。

对指导原则 2 的注解

制定本原则是为了避免如下情况可能引起的利益冲突，即确定潜在捐献人死亡的医生或医生们另外负责照料其他病人，而这些病人的福利建立在从捐献人身上移植的细胞、组织和器官。

国家当局将制定确定死亡发生的法律标准，并具体规定如何制定和实施确定死亡的标准和过程。

指导原则 3

> 死者的捐献应显现出其最大的治疗潜力，但成年活人可在国内法律允许的范围内捐献器官。活体捐献人一般应与接受人在基因、法律或情感上有关系。活体捐献在以下情况下才可接受：捐献人知情并获得其自愿同意，已保证对捐献人的专业照料和完善组织后续步骤，并已审慎执行和监督捐献人选择标准。应以完整和可理解的方式告知活体捐献人，其捐献可能存在的危险、捐献的益处和后果；捐献人应在法律上有资格和能力权衡这些信息；捐献人应自愿行动，不受任何不正当的影响和强迫。

对指导原则 3 的注解

该原则强调尚没有制订死亡捐献人计划的地方在制订计划时采取法定的和符合逻辑的步骤的重要性，以及尽可能提高现有计划效率和效益的重要性。

在支持制订最为全面的、避免对活体捐献人造成内在风险的移植计划的同时，该原则也规定了活体捐献的基本条件。捐献人和接受人之间的遗传关系会更有利于治疗，并能保证捐献人是出于对接受人的真正关切而产生的捐献动机，而法定关系（如配偶间的捐献）也是这样。许多无私捐献也源于有感情关系的捐献人，尽管所声称关系的强度很难评价。不存在关系的捐献人的捐献一直是关切的一个问题，尽管其中一些情况是很常见的，比如在造血干细胞移植中（从治疗角度，最好有广大的捐献人库）或因捐献人与关联的接受人之间免疫学匹配状况不好而进行的肾脏交换。

关于活体捐献，特别是没有关系的捐献人，需要社会心理学评价来保护捐献人免受强迫或原则 5 所禁止的商业行为的影响。国家卫生当局应保证此评价由具备适当资格的、独立的一方执行。通过评估捐献人动机以及捐献人和接受者对效果的期望，此类评价还可帮助确认和防止受强迫的捐献或实际上的支付交易。

该原则强调了真实和充分知情抉择的必要性，这样的抉择需要全面、客观和与当地相关的信息，并把没有能力满足同意捐献的自愿和充分知情要求的弱者排除。自愿同意也意味着具有适当的规定，直至对接受人实施的医疗干预已达到了如果不进行移植将使接受人陷入紧急危险的时间点之前，捐献人都可收回捐献意愿。在捐献人同意捐献时应传达此信息。

最后，该原则强调在选择、捐献和必要的后期保健过程中保护活体捐献人的重要性，这是为保证捐献的潜在不利后果不至于损害捐献人今后的生活。捐献人的保健应与接受人的保健相匹配，且卫生当局对两者的福利负有同等责任。

指导原则 4

> 除了在国家法律允许范围内的少数例外情况，不可出于移植目的从未成年活人身上摘取任何细胞、组织或器官。应当具备保护未成年人的具体措施，在任何可能情况下都应在捐献前获得未成年人的同意。对未成年人适用的内容也同样适用于没有法定能力者。

对指导原则 4 的注解

该原则规定整体上禁止以移植为目的摘取法定未成年人的细胞、组织或器官。能许可的主要例外是家庭成员间捐献可再生细胞（在不能找到具有相同治疗效果的成人捐献人情况下）和同卵双胞胎之间的肾脏移植（当避免免疫遏抑可对接受人有足够的好处，而且没有可在未来对捐献人产生不利影响的遗传病时，就可作为例外）。

父母一方（双方）或法定监护人允许摘取器官，在通常情况下就够了，但如果他们负责预期接受人的福利则可能产生利益冲突。在此类情况下，应要求获得独立方如法院或其他主管当局的检查和许可。在任何情况下，未成年人对做捐献的反对将压倒其他任何一方的许可。出于评估并在需要时解决捐献决定中的任何压力的目的而为潜在的活体捐献人提供的专业咨询，对未成年人尤其重要。

指导原则5

> 细胞、组织和器官应仅可自由捐献，不得伴有任何金钱支付或其他货币价值的报酬。购买或提出购买供移植的细胞、组织或器官，或者由活人或死者近亲出售，都应予以禁止。禁止出售或购买细胞、组织和器官不排除补偿捐献人产生的合理和可证实的费用，包括收入损失，或支付获取、处理、保存和提供用于移植的人体细胞、组织或器官的费用。

对指导原则5的注解

为细胞、组织和器官付款很可能会不公平地利用最贫穷的和最脆弱的群体，破坏无私捐献，并导致牟取暴利和贩卖人口。此类付款表达的理念是有些人缺乏尊严，并只是被人利用的对象。

阻止人体材料交易的同时，该原则旨在肯定捐献人体材料以拯救和增强生命的特殊意义。尽管如此，该原则允许按惯例象征性地向捐献人表示感谢的情况，这种情况不能用货币价值衡量。国家法律应保证任何赠予或奖励均不是实际意义上对所捐献细胞、组织或器官变相的付款行为。可以转让给第三方且具有货币价值以"奖金"形式给予的奖励，与货币支付是一样的。

虽然对活体器官捐献人造成的影响最恶劣，但当对死者近亲、卖主或中间人、或负责尸体的机构（如太平间）为细胞、组织和器官付款时，危险也会发生。对上述各方的金钱回报应予以禁止。

该原则允许补偿捐献费用（包括医疗支出和活体捐献人的收入损失），以免打击捐献的积极性。也得到接受的是，需要支付获取供移植的人体细胞、组织产品和器官并保证其安全、质量和功效的合法费用。

奖励中包含捐献人除此之外无法负担的基本项目，比如医疗保健或健康保险金，引起了关切。获得可达到的最高标准的健康是一项基本权利，不是要通过身体部分的交换而购买的。然而，与捐献相关的免费定期医疗评估和对捐献引起死亡或并发症的保险，都可合法地提供给活体捐献人。

卫生当局应鼓励以接受人的需要和社会公益为动力的捐献。任何鼓励捐献的措施应尊重捐献人的尊严并培养对无私捐献细胞、组织和器官的社会认可。在任何情况下，卫生当局应以透明的方式明确规定鼓励获取供移植的细胞、组织和器官的所有做法。

国家法律框架应符合本国的特殊情况，因为对捐献人和接受人的风险是不同的。各国的司法将决定该国所使用禁令的细节和方法，包括可能含有与区域内其他国家联合行动的制裁行为。禁止为细胞、组织和器官付款的禁令应适用于所有个人，包括通过前往未实施禁止商业化的地点而试图绕过国内法规的移植接受人。

指导原则6

> 可依据国内法规，通过广告或公开呼吁的方法鼓励人体细胞、组织或器官的无私捐献。应禁止登广告征求细胞、组织或器官并企图为捐献细胞、组织或器官的个人提供或寻求付款，或在个人死亡情况下，为其近亲提供或寻求付款。参与对此类个人或第三方付款的中间行为也应予以禁止。

对指导原则6的注解

在不破坏器官分配的法定系统的情况下，该原则不影响鼓励人体细胞、组织或器官无私捐献的一般广告或公开呼吁。相反，该原则旨在禁止对细胞、组织或器官的商业性征求，这种商业性征求包括向个人、死者近亲，或其他拥有者（如殡仪员）提出付款；该原则的对象是代理商和其他中间人，以及直接的购买者。

指导原则7

> 如果用于移植的细胞、组织或器官是通过剥削或强迫，或向捐献人或死者近亲付款获得的，医生和其他卫生专业人员应不履行移植程序，健康保险者和其他支付者不应承担这一程序的费用。

对指导原则7的注解

只有在捐献是非付款的捐献并且真正自愿的情况下，卫生保健专业人员才应进行细胞、组织或器官的摘取、居间管理或植入过程。（在活体捐献人的情况下，通常需要对捐献人进行指导原则3所规定的社会心理学评价）。不能保证表示同意作出捐献的人未接受付款、受强迫或剥削，是违反职业义务的，并应受相关专业组织和政府发证部门或管制当局制裁。

医生和卫生保健机构也不应将病人转至本国或其他国家中使用通过向捐献人、捐献人家庭或其他出售者或中间人付款获得细胞、组织或器官的移植机构；他们也不得为此寻求或接受付款。可给在此类机构中进行了移植的病人提供移植后保健，但拒绝提供保健的医生不应因此而受到专业制裁，前提是他们应将此类病人转至其他地方。

卫生保险者和其他支付者应加强坚持高水平的道德标准，拒绝支付违反指导原则的移植费用。

指导原则 8

> 应禁止所有参与细胞、组织或器官获取和移植程序的卫生保健机构和专业人员接受超过所提供服务的正当费用额度的任何额外款项。

对指导原则 8 的注解

该条款加强了指导原则 5 和原则 7 的规定，禁止在细胞、组织和器官的获取和移植中牟取利益。卫生当局应监测移植服务收取的费用以保证没有变相对细胞、组织或器官本身收费。所有参与的个人和机构应对移植服务的所有费用负责任。医疗或其他卫生保健执业医师在不确定某笔费用是否正当的情况下，应在提出或征收该笔费用前寻求有关发证部门或惩戒机关的意见。就类似服务收取的费用可用作参考。

指导原则 9

> 器官、细胞和组织的分配应在临床标准和道德准则的指导下进行，而不是出于钱财或其他考虑。由适当人员组成的委员会规定分配原则，该原则应该公平，对外有正当理由并且透明。

对指导原则 9 的注解

在捐献率不能满足临床需求的地方，分配标准应在国家或次区域层面由包括相关医学专科专家、生物伦理学专家和公共卫生专家组成的委员会界定。这种多学科的组成方式十分重要，确保分配活动不仅考虑到了医疗因素，同时也顾及了社区价值和普遍道德准则。分配细胞、组织和器官的标准应符合人权，特别是不应以接受人的性别、种族、宗教，或经济状况为基准。

该原则意味着，移植和后续费用，包括适用的免疫抑制治疗，应使所有的相关病人能够承受得起。也就是说，任何接受人都不会仅仅因为钱财原因被排除在外。

透明的概念不只针对分配过程，它在移植的所有方面都起中心作用（在以下的指导原则11注解中加以讨论）。

指导原则10

高质量、安全和功效好的操作程序对捐献人和接受人同样极为重要。对活体捐献人和接受人双方都应进行细胞、组织和器官捐献和移植的长期效果评估，以记录带来的好处和造成的伤害。移植用人体细胞、组织和器官属于具有特殊性质的卫生产品，其安全、功效和质量水平必须不断加以维护并做到最大化。这需要有高质量的系统加以实施，包括可追踪机制和防范机制，并伴有不良事件和不良反应的情况报告，这对国内和输出的人体产品都应如此。

对指导原则10的注解

要使细胞、组织和器官移植的效果达到最佳，需要具有一个以规则为基础的程序。该程序贯穿从捐献人选择到长期随访过程中的临床干预和间接体内法步骤。在国家卫生当局的监督下，移植规划应监测捐献人和接受人，以确保他们获得适宜的保健，包括监测负责其保健的移植队伍方面的信息。

评价长期风险和获益方面的信息，对于获得同意的过程和充分平衡捐献人以及接受人的利益都极为重要。对捐献人和接受人带来的益处一定要大于捐献和移植引起的相关风险。在临床上没有治疗希望的情况下，不可允许捐献人行使捐献活动。

鼓励捐献和移植规划参与国家和/或国际移植登记。所有偏离可接受程序的状况，从而导致接受人或捐献人具有更高的风险，以及能造成任何捐献或移植不利后果的状况，均应向负责卫生当局做出报告，并由当局做出分析。

不涉及维护治疗的人体材料移植可能不需要主动的长期后续行动，但应在捐献人和接受人的可预期寿命期间保证他们可追踪。确认在移植中使用的组织和细胞的国际统一编码方法对全面追踪非常重要。

指导原则 11

> 组织和实施捐献和移植活动以及捐献和移植的临床后果，必须透明并可随时接受调查，同时保证始终保护个人匿名以及捐献人和接受人的隐私。

对指导原则 11 的注解

透明性可以概括为维持公众获得关于过程的定期更新的综合数据，特别是关于分配、移植活动以及接受人和活体捐献人结果的数据，也包括关于组织、预算和资金供应的数据。此透明性与防止公众获得可确认捐献个体或接受人身份的信息不冲突，但仍遵守指导原则 10 所认可的可追踪的必要性。此系统的目标应是不仅要把学术研究和政府监督的数据可获得性最大化，也要确认危险并便利进行纠正，以便尽量减少对捐献人或接受人的伤害。

《中国人体器官分配与共享基本原则和肝脏与肾脏移植核心政策》(2010)

一、人体器官分配与共享基本原则

（一）总则

申请人体器官移植手术患者的排序，应当符合医疗需要，遵循公平、公正和公开的原则。

（二）基本原则

1. 人体器官分配与共享应当符合医疗的需要。

2. 移植医院根据合理的医学判断，有权为其移植等待者拒绝接受不合适的器官。

3. 人体器官分配与共享按照移植医院、省（直辖市、自治区）、全国三个级别逐级进行器官的分配与共享。

4. 人体器官分配与共享过程中应当避免器官的浪费，最大限度地增加病人接受移植手术的机会，提高器官分配效率。

5. 在确保尽量降低移植等待名单的患者死亡率的前提下，优化器官与移植等待者的匹配质量，提高移植受者的术后生存率和生存质量。

6. 保证器官分配的公平性，减少因生理、病理和地理上的差异造成器官分布不均的情况。

7. 定期对人体器官分配与共享政策进行审核和适当修订。

（三）实施目标

1. 降低移植等待名单的患者死亡率。

2. 提高移植受者的术后生存率。

3. 消除核心的移植等待者排序规则和器官匹配政策对不同疾病和不同生理条件所产生的不公平性。

二、肝脏分配与共享核心政策

（一）数据收集。《肝移植等待者数据收集表》用于采集将肝移植等待者加入等待名单时所需要的医学信息，以及记录肝移植等待者在等待期间的医疗变化情况。肝移植等待者加入等待名单前，移植医院必须在分配系统中提交真实、完整、有效的《肝移植等待者数据收集表》。

（二）肝移植等待名单。肝移植等待名单是指在未获得器官捐献者肝脏医学特征的情况下，按照排序规则输出的一个有序的、等待肝移植手术的患者名单。排序规则包括：

1. 肝移植等待者医疗紧急度评分。

所有肝移植等待者在列入肝移植等待名单之前都必须获取一个有效的医疗紧急度评分，用于肝移植等待名单的排序。医疗紧急度评分的最高级别是超紧急状态（详见第四项），不符合超紧急状态的等待者依据终末期肝病模型/小儿终末期肝病模型评分（以下简称为MELD/PELD评分，详见第四项）得到的分数按照由高到低的顺序排列。

早期肝细胞肝癌（以下简称 HCC）患者可申请 HCC 特例评分（详见第四项），申请成功者将获得 MELD 评分 22 分（12 岁或以上肝移植等待者）或 PELD 评分 32 分（12 岁以下肝移植等待者）。

2. 肝移植等待时间。

为消除主观判断和人为因素引起的不公平性，客观地反映肝移植等待者真正等待肝脏移植的时间，肝移植等待时间的计算应当与肝移植等待者医疗紧急度评分以及每个评分的停留时间相结合。

超紧急状态的肝移植等待者在肝移植等待名单上的等待时间将随着停留在超紧急状态的时间自然增加。

在同一个肝移植等待名单上，处于某一 MELD/PELD 评分的肝移植等待者的等待时间计算如下：

肝移植等待者的等待时间 = 当前 MELD/PELD 评分的累计等待时间 + 比当前 MELD/PELD 评分分值高的 MELD/PELD 评分的累计等待时间

（三）肝移植匹配名单。肝移植匹配名单是指结合器官捐献者肝脏的医学特征、肝移植等待者自身的医疗紧急度、肝移植等待者与器官捐献者肝脏的匹配程度等因素，在分配系统中输出的一个有序的肝移植等待者的器官匹配名单。

影响匹配名单排序的主要因素依次为：

1. 地理因素。

以移植医院内的移植等待者名单作为基本的分配区域进行器官移植等待者的排序与器官的匹配。按照器官捐献者与等待者的相对地理位置，推行各省行政区域内和全国范围内的器官共享。各省成立省级人体器官获取组织（Provincial Organ Procurement Organizations，以下简称 POPO），利用分配系统负责协调器官的获取与运送，POPO 下辖一个或几个器官获取组织（Organ Procurement Organizations，以下简称 OPO），OPO 的数量及服务区域由各省级卫生行政部门根据本省（区、市）实际情况确定。

进行器官匹配的最小分配区域为移植医院的移植等待者名单，并按照如下顺序逐级扩大分配区域，直到匹配到合适的等待者。

（1）移植医院分配区域：指移植医院内的移植等待者名单（适用于肝脏捐献者所在的医院具备肝移植资质的情况）。

（2）OPO 分配区域：指 OPO 服务区域内的所有移植医院的移植等待者名单（适用于肝脏捐献者所在的医院不具备肝移植资质的情况）。

（3）POPO 分配区域：指省级行政区域内所有移植医院的等待

名单。

（4）全国分配区域：指全国所有移植医院的移植等待名单。

2. 年龄因素。

12 岁以下的儿童捐献者的肝脏优先分配给 12 岁以下的儿童肝移植等待者。

3. 医疗紧急度评分。

在同一个分配区域内的肝移植等待者按照不同的医疗紧急程度进行排序。医疗紧急度评分的最高级别为超紧急状态，不符合超紧急状态的肝移植等待者根据 MELD/PELD 评分得到的分数从高分到低分进行排列。

4. 血型匹配。

肝移植等待者与器官捐献者的 ABO 血型应当相同或相容，方可进行器官匹配。对于与器官捐献者 ABO 血型不相容的肝脏匹配仅限于超紧急状态或 MELD/PELD 评分≥30 分的肝移植等待者。

5. 器官捐献者及其直系亲属的优先权。

为鼓励器官捐献，弘扬器官捐献者挽救他人生命的奉献精神，尸体器官捐献者的直系亲属或活体器官捐献者如需要接受肝移植手术，排序时将获得合理的优先权。

6. 等待时间。

在同一个分配区域内、获得同一医疗紧急度评分的肝移植等待者，根据等待时间与血型匹配的综合得分进行排序。

三、肾脏分配与共享核心政策

（一）数据收集。《肾移植等待者数据收集表》用于采集将肾移植等待者加入等待名单时所需要的医学信息，以及记录肾移植等待者在等待期间的医疗变化情况。肾移植等待者加入等待名单前，移植医院须在分配系统中提交真实、完整、有效的《肾移植等待者数据收集表》。

（二）肾移植等待名单与肾移植等待时间。肾移植等待名单是指在尚未获得器官捐献者肾脏医学特征的情况下，按照排序规则输出的一个有序的、等待肾移植手术的患者名单。

肾移植等待者的排序以等待时间为主要排序指标。为了能够真实、客观地反映肾移植等待者真正等待肾脏移植的时间，计算时应当结合肾移植等待者接受透析治疗的起始时间。

对于 18 岁或以上的肾移植等待者，如果在加入肾脏等待名单时尚未开始接受透析治疗，其等待肾移植的起始时间应当为该等待者之后接受透析治疗的起始时间。如果等待者在加入肾脏等待名单前已接受透析治疗，等待时间应当从加入等待名单的一刻起开始计算。18 岁以下肾移植等待者的等待时间由加入等待名单的一刻起开始计算。

（三）肾移植匹配名单。肾移植匹配名单是指结合器官捐献者肾脏的医学特征、肾移植等待者的自身情况和其他匹配因素，在器官匹配系统中输出的一个有序的肾移植等待者名单。

影响匹配名单排序的主要因素依次为：

1. 地理因素。

以移植医院内的移植等待者名单作为基本的分配区域进行器官移植等待者的排序与器官的匹配。按照器官捐献者与等待者的相对地理位置，推行各省行政区域内和全国范围内的器官共享。各省成立 POPO，利用分配系统负责协调器官的获取与运送，POPO 下辖一个或几个 OPO，OPO 的数量及服务区域由各省级卫生行政部门根据本省（区、市）实际情况确定。

进行器官匹配的最小分配区域为移植医院的移植等待者名单，并按照如下顺序逐级扩大分配区域，直到匹配到合适的等待者。

（1）移植医院分配区域：指移植医院内的移植等待者名单（适用于肾脏捐献者所在的医院具备肾移植资质的情况）。

（2）OPO 分配区域：指 OPO 服务区域内的所有移植医院的移植等待者名单（适用于肾脏捐献者所在的医院不具备肾移植资质的情况）。

（3）POPO 分配区域：指省级行政区域内所有移植医院的等待名单。

（4）全国分配区域：指全国所有移植医院的移植等待名单。

2. 血型匹配。

肾移植等待者与器官捐献者 ABO 血型必须相同或相容，方可进行肾脏的器官匹配。

3. 肾移植等待者评分系统。

肾移植等待者评分系统用于同一个分配区域内等待者的排序。

该评分系统由等待时间得分、器官捐献者及其直系亲属优先权、等待者致敏度（PRA ≥ 80%）、人类白细胞抗原（Human Leukocyte Antigen，以下简称 HLA）配型匹配质量、儿童等待者优先权组成。

（1）等待时间得分。

肾移植等待时间得分较高的肾移植等待者优先。

（2）器官捐献者及其直系亲属的优先权。

为弘扬器官捐献者为挽救他人生命的奉献精神，尸体器官捐献者的直系亲属或活体器官捐献者如需要接受肾移植手术，排序时将获得合理的优先权。

（3）高致敏（PRA≥80%）等待者优先。

由于高致敏肾移植等待者在没有优先权的条件下，比其他等待者更难找到合适的肾脏。因此，应当给予这类等待者一定的优先权，使他们有更大的几率接受移植。

（4）捐献者肾脏 HLA 配型匹配质量较高的肾移植等待者优先。

研究发现肾移植器官捐献者与接受者双方基因水平 HLA 配型的匹配情况，对肾移植受者术后长期存活具有显著影响。因此，应当给予抗原无错配（详见第四项）或 HLA 配型匹配质量较高的肾移植等待者一定的优先权，以提高肾移植术后生存率。

（5）18 岁以下肾移植等待者优先。

肾脏疾病和透析治疗给 18 岁以下少年儿童正常的生长发育带来了严重的不良影响，应当尽早为 18 岁以下少年儿童进行根本性的治疗（肾移植手术）。因此，给予 18 岁以下肾移植等待者优先权。

四、有关名词解释

（一）成人（大于等于 18 岁）肝移植等待者超紧急状态。出现以下任何一种情况，如不接受肝移植手术，预期寿命小于 7 天的成人肝移植等待者将被列为超紧急状态。

1. 暴发性肝衰竭。

暴发性肝衰竭是指首发肝病症状的 8 周内出现肝性脑病。等待名单中罹患暴发性肝衰竭的成人等待者，除正在重症监护病房（ICU）

接受治疗外，还必须至少满足以下三个条件中的任意一项：

（1）呼吸机依赖；

（2）需要接受透析、连续性静脉—静脉血液滤过（CVVH）或连续性静脉—静脉血液透析（CVVD）；

（3）国际标准化比率（INR）大于 2.0。

2. 原发性移植肝无功能。

该诊断应当于移植物植入后 7 天内做出，并至少满足以下两个条件中的任何一项：

（1）天门冬氨酸氨基转移酶（AST）≥3000 U/L、国际标准化比率（INR）≥2.5 和/或酸中毒（动脉血 pH≤7.30 或静脉血 pH≤7.25 和/或乳酸≥4 mmol/L）。

所有实验室检验值必须来自移植后 24 小时至 7 天内所抽取的同一血液样本。

（2）无肝等待者。

3. 移植物植入后 7 天内移植肝动脉血栓形成，且满足上述（1）和（2）两个条件中的任何一项。

4. 急性失代偿性肝豆状核变性。

列入超紧急状态的成人肝移植等待者，其主管医师必须在 7 天内对该等待者的状态进行认证，否则将被降分处理。

（二）18 岁以下肝移植等待者超紧急状态。

出现以下任何一种情况的 18 岁以下肝移植等待者，将被列为超紧急状态。

1. 暴发性肝衰竭。

暴发性肝衰竭是指首发肝病症状的 8 周内出现肝性脑病。等待名单中罹患暴发性肝衰竭的儿童等待者，除正在重症监护病房（ICU）接受治疗外，同时还必须至少满足以下条件中的任意一项：

（1）呼吸机依赖；

（2）需要接受透析、连续性静脉—静脉血液滤过（CVVH）或连续性静脉—静脉血液透析（CVVD）；

（3）国际标准化比率（INR）大于 2.0。

2. 原发性移植肝无功能。

该诊断应当于移植物植入后 7 天内做出，并至少满足以下条件中任何两项：

（1）丙氨酸氨基转移酶（ALT）≥2000 U/L；

（2）国际标准化比率（INR）≥2.5；

（3）总胆红素（TBIL）≥10 mg/dl；

（4）酸中毒（动脉血 pH≤7.30、静脉血 pH≤7.25 或乳酸≥4 mmol/L）。

所有实验室检验值必须来自移植后 24 小时至 7 天内所抽取的同一血液样本。

3. 肝动脉血栓形成。

该诊断应当于移植物植入后 14 天内作出。

4. 急性失代偿性肝豆状核变性。

列入超紧急状态的儿童肝移植等待者，其主管医师必须在 7 天内对该等待者的状态进行认证，否则将被降分处理。

（三）MELD/PELD 评分。MELD/PELD 评分是唯一在国际上被广泛接受、能够准确预测终末期肝病患者死亡率的医学指标。采用 MELD/PELD 评分符合人体器官移植共享与分配的第一目标，即降低移植等待名单的患者死亡率。

1. MELD 评分。

MELD 评分适用于大于等于 12 岁的肝移植等待者。MELD 评分客观地预测了肝移植等待者 3 个月的死亡风险。MELD 评分计算公式使用了血清胆红素、肌酐和 INR 值这三个客观的、可重复测量的实验室检验值，并考虑了肝移植等待者是否在肝移植前一周内接受两次或更多次透析治疗，或者肝移植前一周内接受 24 小时连续静脉—静脉血液透析对实验室检验值的影响。

MELD 评分公式为：

MELD 评分 = 0.957 × Loge 血清肌酐值（mg/dL）+ 0.378 × Loge 血清胆红素值（mg/dL）+ 1.120 × Loge 国际标准化比率（INR）+ 0.643

通过该公式为每位肝移植等待者计算所得的 MELD 评分将四舍五入至小数点后第十位，再乘以 10。MELD 评分最高总分值为 40 分。

MELD 评分公式设定最高血清肌酐值为 4.0 mg/dL（即肝移植等待者的血清肌酐大于 4.0 mg/dL 仍设定为 4.0 mg/dL）。对于移植前一周内接受两次或更多次透析疗法的等待者，或者移植前一周内接受 24 小时连续静脉—静脉血液透析的肝移植等待者，其血清肌酐水平自动设定为 4.0 mg/dL。

2. PELD 评分

PELD 评分适用于 12 岁以下的肝移植等待者。PELD 评分客观地预测了儿童肝移植等待者 3 个月的死亡风险。PELD 评分计算公式使用了血清白蛋白、总胆红素和 INR 值等客观的实验室检验值和生长发育的指标。

PELD 评分公式为：

PELD 评分 = 0.436（年龄 < 1 岁）- 0.687 × Loge 血清白蛋白值（g/dL）+ 0.480 × Loge 血清总胆红素值（mg/dL）+ 1.857 × Loge 国际标准化比率（INR）+ 0.667（生长障碍）

通过该公式为每位 12 岁以下肝移植等待者计算所得的 PELD 评分将四舍五入至小数点后第十位，再乘以 10。

按照 PELD 评分计算时，实验室检验值小于 1.0 统一设置为 1.0。生长障碍根据年龄和性别进行计算。1 岁生日之前列入肝移植等待名单的等待者，将继续保留年龄小于 1 岁获得的分值（即 0.436）直至该等待者年满 24 个月。

所有 MELD/PELD 评分都需要定期进行评分再认证，以确保肝移植等待者拥有一个有效的能正确反映当前病情的状态评分，负责的医师应当及时为等待者更新相关信息。

（四）肝细胞肝癌（HCC）特例评分。MELD/ PELD 评分系统不能合理地反映早期 HCC 患者需要接受移植的紧急程度，为弥补这一不足，建立了 HCC-MELD 协作评分机制，目的是消除核心的排序政策对不同疾病和不同生理病理条件所产生的不公平性。

要求所有申请 HCC 特例评分的肝移植等待者，必须提供血清甲胎蛋白（AFP）水平的检测报告。

对于影像学结果显示有肿瘤存在的 HCC 特例评分申请者，必须同时符合以下两点：

（1）单发肿瘤直径在 2—5cm，或多发肿瘤不多于 3 个病灶且最大病灶直径≤3cm。

肿瘤直径必须按照最大直径报告。例如，肿瘤大小为 3.9cm × 5.7cm，必须报告为 5.7cm。

（2）无肿瘤肝外转移或累及大血管（门静脉或肝静脉）的情况。

评估病情时，应当对申请者的肝脏进行超声检查，对腹部进行 CT 或 MRI 扫描以便记录肿瘤的特征，还需对胸部进行 CT 扫描以排除转移性疾病。

同时符合以上两点的 HCC 特例评分申请者，将获得 MELD 评分 22 分（12 岁或以上肝移植等待者）或 PELD 评分 32 分（12 岁以下肝移植等待者）。

申请 HCC 特例评分成功的 HCC 肝移植等待者，每三个月必须进行一次 HCC 特例评分续期，续期成功后才能继续按照 HCC 特例进行评分。续期成功的肝移植等待者可以在原有 MELD/PELD 评分的基础上额外增加 10% 的 MELD/PELD 评分，直至这些肝移植等待者接受肝移植手术或移出等待名单。

续期不成功的 HCC 患者，将取消之前所申请的 HCC 特例评分。

如果同时成功申请 MELD/PELD 评分和 HCC 特例评分，将使用状态评分最高的分值作为等待者当前的状态评分。

（五）抗原无错配。抗原无错配是指等待名单上等待者的 ABO 血型与器官捐献者的血型相同或相容，且等待者与六个 HLA-A，B 和 DR 抗原均相同的配型。如器官捐献者 HLA 位点（A、B 或 DR）为纯合子，接受者相应位点的两个抗原中包含该抗原，则该位点也视为抗原无错配。

附 录 2

调查相关材料

访谈提纲1：器官接受者（或其家属）

1. 访谈对象的基本情况：包括性别、年龄、文化程度、婚育状况、职业、宗教信仰、家庭收入、家庭所在地、户口性质、政治面貌、家庭成员、医疗保险、公费医疗等。

2. 是哪一年发现疾病的？在哪个医院发现的，当时的心情如何？又是如何发展到需要移植器官的？为何来到当前这个医院？有无朋友介绍等。

3. 做了哪些准备工作？等待时间、做了哪些检查？

4. 对病变器官的认识？如何看待身体的各部分？

5. 描述获得器官的过程，对器官来源的态度？

6. 移植器官所花的费用：大约为多少钱？手术后每天的花费？资金如何筹集？家人态度如何？

7. 对所接受器官的了解情况如何？是否适应新器官？有无抗拒？对自己身体的认识有无变化？如何调整自己？

8. 接受移植前后的健康状况对比？有无继续工作？对健康的认识有无变化？

9. 移植前后生活方式的变化（吃药、饮食、休息、运动、卫生等）？

10. 与捐赠者或其家属有无联系？对他们的态度如何？

11. 与医务人员的互动状态如何？

12. 与病友的关系，有无参与病友组织活动？

13. 器官移植前后家人、亲戚朋友的支持情况如何？

14. 有无社会歧视？如何看待社会歧视？
15. 当前最大的困难何在？自己的愿望？
16. 对器官移植的建议？

访谈提纲2：器官捐赠者家属

1. 被访谈对象的基本情况：包括性别、年龄、文化程度、职业、宗教信仰、家庭年收入、家庭成员、居住地等信息。
2. 疾病（车祸）经过的描述。
3. 为什么要捐赠器官，当时决策的背景如何，有什么困难和顾虑，决策的过程如何，亲戚朋友是否支持？（赠予的过程）
4. 捐赠之前是否了解器官移植的相关法规和技术？现在了解的情况如何？
5. 捐赠者或其亲属如何看待身体的完整性？对所捐赠的器官的认知如何？认为身体最重要的器官是什么？
6. 当地的死亡和丧葬习俗？如何判断死亡，对脑死亡的认知？对死后全尸的态度？如何看待脑死亡后的器官捐赠？现在如何安葬捐赠者？
7. 如何看待器官接受者？对器官的归属的考虑？
8. 是否考虑需要社会救助？如何救助？
9. 对器官捐赠政策的建议？

访谈提纲3：器官移植专业人员（OPO成员）

1. 被对象的基本情况：包括性别、年龄、文化程度、从业时间和经历等。
2. 介绍所在单位器官移植的基本情况，移植的类别、数量等。
3. 对移植者和捐赠者有何要求和规范？
4. 当前获得器官源的情况如何？获得的途径如何？采取了哪些措施？效果如何？
5. 器官的分配过程？如何选择器官接受者（观察）？

6. 如何补偿器官捐赠者家属？基于什么考虑？

7. 病人移植后的随访情况？

8. 介绍几例器官捐赠者的捐赠过程和移植者的移植过程？（案例介绍）

9. 当前存在的困难和建议。

知情同意书（以移植病人为例）

尊敬的受访者：

您好！我们将邀请您参加一项有关器官移植患者生活质量的学术研究项目。在您决定是否参加这项研究之前，请尽可能仔细阅读以下内容，它可以帮助您了解该项研究以及为何要进行这项研究等。您也可以和您的亲属、朋友一起讨论，或者请研究者给予解释，帮助您做出决定是否参加此项研究。如有任何疑问请您向负责该研究的研究者提出。谢谢。

中山大学医学人类学和行为健康研究中心

2010 年 9 月

联系人：＊＊＊

电话：＊＊＊＊

一、研究项目简介

本项研究的目的在于通过访谈，调查当前我国器官移植患者的生活质量，以期服务于我国的器官移植事业。

本项研究将由中山大学医学人类学和行为健康研究中心×××博士负责，主要在 G 市进行，预计有 50 位受访者自愿参加。

主要研究内容涉及疾病史、器官移植后的心理变化和健康状态以及结合您的经历谈谈对器官移植的看法。

项目将在 2010 年—2012 年完成，期间需要访谈您一次，时间大约为十几分钟。假如您愿意，我们也会延长时间，并对您进行追踪访谈。

为便于整理调查资料，并确保资料的完整性，我们将在征得您同意的前提下，对我们的谈话进行录音。您可以随时要求停止录音。假如您拒绝录音，我们将采用书面笔记。假如您也拒绝笔记，我们将通过无书面记录的聊天方式开展。

二、个人信息保密

任何有关本项研究结果的公开报告将不会披露您的真实姓名，而以某一字母或姓氏代替，比如 Z 先生、王女士。

您可以选择不参加本项研究，或者在任何时候通知研究者后退出而不会遭到歧视或报复，您的任何医疗待遇与权益不会因此而受到影响。

您参加本项研究是自愿的。您可随时了解与本研究有关的信息数据，如果您有与本研究有关的问题，或有关于本项研究参加者权益方面的问题可以通过＊＊＊与＊＊博士联系。

三、在访谈结束后，您将得到一份纪念品，以感谢您为本次研究的付出。

四、受访者同意声明

我已经阅读了上述有关本研究的介绍，而且有机会就此项研究与研究者讨论并提出问题。我提出的所有问题都得到了满意的答复。

我知晓参加研究是自愿的。我确认已有充足时间对此进行考虑，而且明白：

我可以随时向研究者咨询更多的信息。

我可以随时退出本研究，而不会受到歧视或报复，医疗待遇与受益不会受到影响。

我将获得一份经过签名并注明日期的知情同意书副本。

我将获得一份调查纪念品。

最后，我决定同意参加本项研究。

患者（或家属）签字：

签字日期：　　　年　　　月　　　日

研究者签字：

签字日期：　　　年　　　月　　　日

参考文献

埃利亚斯:《文明的进程》,王佩莉、袁志英译,上海译文出版社
　　2010年版。

奥尼尔:《身体五态》,李康译,北京大学出版社2010年版。

毕向阳、晋军、马明洁、何江穗:《单位动员的效力与限度:对我国
　　城市居民"希望工程"捐款行为的社会学分析》,《社会学研究》
　　2010年第6期。

布迪厄:《实践感》,蒋梓骅译,译林出版社2003年版。

曹未、常运立、蒋水芳、杨放:《活体器官买卖伦理分析与对策研
　　究》,《中国医学伦理学》2010年第5期。

陈刚:《应用人类学最新发展和在中国的实践文集》,民族出版社
　　2012年版。

陈华:《医学人类学理论与学派》,《医学与社会》2007年第2期。

陈立胜:《身体:作为一种思维的范式》,《东方论坛》2002年第
　　2期。

陈实:《关注活体器官移植供者安全》,《中华器官移植杂志》2010年
　　第1期。

陈忠华、袁劲:《论自愿无偿器官捐赠与脑死亡立法》,《中华医学杂
　　志》2004年第2期。

程瑜:《乡土医学的人类学分析:以水族民族医学为例》,《广西民族
　　学院学报》(哲学社会科学版)2006年第3期。

程瑜、黄韵诗:《被遮蔽的妇科病:广西柳州侗寨妇女的就医选择》,
　　《民族研究》2014年第6期。

道格拉斯:《洁净与危险》,黄剑波、卢忱、柳博赟译,民族出版社

2008 年版。

笛卡尔：《第一哲学沉思集》，庞景仁译，商务印书馆 1998 年版。

笛卡尔：《谈谈方法》，王太庆译，商务印书馆 2005 年版。

杜丽红：《西方身体史研究述评》，《史学理论研究》2009 年第 3 期。

费孝通：《费孝通文集》，内蒙古人民出版社 2010 年版。

冯珠娣、汪民安：《日常生活、身体、政治》，《社会学研究》2004 年
第 1 期。

福柯：《临床医学的诞生》，刘北成译，译林出版社 2001 年版。

福柯：《性经验史》，畲碧平译，上海世纪出版集团 2005 年版。

福柯：《规训与惩罚》，刘北成、杨远婴译，生活·读书·新知三联
书店 2010 年版。

干荣富、甘石：《免疫抑制剂，不愁没有后来者》，《医药经济报》
2007 年 1 月 24 日第 4 版。

高斯密：《论人类学诸学科的整体性》，张海洋译，《中央民族大学学
报》（哲学社会科学版）2000 年第 6 期。

戈夫曼：《污名：受损身份管理札记》，宋立宏译，商务印书馆 2009
年版。

葛岩、秦裕林：《善行的边界：社会与市场规范冲突中的公益选择》，
《中国社会科学》2012 年第 8 期。

古德：《医学、理性与经验：一个人类学的视角》，吕文江、余晓燕、
余成普译，北京大学出版社 2010 年版。

郭兴利、周洪雨：《死刑犯器官或尸体捐赠的立法保护》，《法学杂
志》2006 年第 3 期。

郭于华：《死的困扰与生的执着，中国民间丧葬仪礼与传统生死观》，
中国人民大学出版社 1992 年版。

汉：《疾病与治疗：人类学怎么看》，千禾译，东方出版中心 2010
年版。

赫尔兹：《死亡与右手》，吴凤玲译，世纪出版集团 2011 年版。

黄洁夫：《我国肝移植的现状及前景》，《中华外科杂志》2007 年
（a）第 15 期。

黄洁夫：《中国大陆肝移植的伦理和立法》，《中华外科杂志》2007 年

（b）第 5 期。

黄洁夫：《中国肝脏移植》，人民卫生出版社 2008 年版。

黄洁夫：《我国活体肝移植的若干问题》，《中华医学杂志》2009 年第 22 期。

黄洁夫：《我国器官移植事业发展的关键性举措》，《中华器官移植杂志》2010 年第 7 期。

黄洁夫：《推动我国器官移植事业健康发展的关键性举措——心死亡器官捐献试点工作原则性思考》，《中华器官移植杂志》2011 年第 1 期。

黄俊杰：《中国思想史中的"身体观"研究的新视野》，《现代哲学》2002 年第 3 期。

黄俊杰：《东亚儒家思想传统中的四种"身体"：类型与议题》，《孔子研究》2006 年第 5 期。

黄卫华：《我国死刑复核程序的历史沿革及其趋势预测》，《求索》2010 年第 12 期。

黄焱等：《借鉴国际器官捐献经验，探索我国器官捐献模式》，《中国市场》2011 年第 3 期。

黄盈盈、鲍雨：《经历乳腺癌：从"疾病"到"残缺"的女性身体》，《社会》2013 年第 2 期。

霍枫等：《公民心死亡器官捐献肝移植》，《中华消化外科杂志》2012 年第 1 期。

吉登斯：《现代性的后果》，田禾译，译林出版社 2000 年版。

江绍原：《江绍原民族学论集》，上海文艺出版社 1998 年版。

景军：《铁默斯预言：人血买卖与艾滋病的孪生关系》，《开放时代》2006 年第 6 期。

景军：《穿越成年礼的中国医学人类学》，《广西民族大学学报》（哲学社会科学版）2012 年第 2 期。

景军、薛伟玲：《医学人类学与四种社会理论之互动》，《思想战线》2014 年第 2 期。

卡尼：《人体交易》，姚怡平译，中国致公出版社 2013 年版。

凯博文：《苦痛与疾病的社会根源》，郭金华译，上海三联书店 2008

年版。

考夫曼：《老龄社会的长寿制造：伦理情感与老年医疗支出的关联》，余成普译，《广西民族大学学报》（哲学社会科学版）2014 年第 1 期。

科克汉姆：《医学社会学》，杨辉等译，华夏出版社 2000 年版。

克莱曼：《道德的重量》，方筱丽译，上海译文出版社 2008 年版。

克莱曼：《疾痛的故事：苦难、治愈与人的境况》，方筱丽译，上海译文出版社 2010 年版。

拉波特、奥弗林：《社会文化人类学的关键概念》，鲍雯妍、张亚辉译，华夏出版社 2009 年版。

拉德克利夫－布朗：《安达曼岛人》，梁粤译，广西师范大学出版社 2005 年版。

拉斯特：《人类学的邀请》，王媛、徐默译，北京大学出版社 2008 年版。

勒布雷东：《人类的身体史与现代性》，王圆圆译，上海文艺出版社 2010 年版。

李红：《国外社会学对器官捐赠行为的研究》，《华中师范大学研究生学报》2013 年第 4 期。

李申：《儒教的鬼神观念和祭祀原则》，《复旦学报》（社会科学版）2007 年第 4 期。

李书隽：《器官移植医学的发展》，《北京大学学报》（医学版）2001 年第 1 期。

李艳：《公众对活体大器官移植的认知态度与对策》，《医学与哲学》（人文社会医学版）2007 年第 1 期。

梁其姿：《面对疾病：传统中国社会的医疗观念与组织》，中国人民大学出版社 2012 年版。

廖国平：《免疫抑制剂市场增长加速》，《中国医药报》2010 年 9 月 20 日第 A02 版。

林晓珊：《反思性身体技术：一项汽车与身体的扎根理论研究》，《社会学研究》2013 年第 6 期。

刘长秋：《人体器官买卖的法律规制研究》，《自然辩证法研究》2012

年第 12 期。

刘绍华：《我的凉山兄弟》，群学出版有限公司 2013 年版。

刘雅兰等：《北京上海武汉三城市中青年对器官移植的认识和意愿的调查》，《中华医学杂志》1997 年第 1 期。

刘勇、黄焱：《器官移植发展简史和限制》，《中华医史杂志》2001 年第 1 期。

刘志扬：《洁净与社会边界》，《广西民族大学学报》2012 年第 4 期。

麻国庆：《中国人类学的学术自觉与全球意识》，《思想战线》2010 年第 5 期。

麻国庆：《身体的多元表达：身体人类学的思考》，《广西民族大学学报》（哲学社会科学版）2010 年第 3 期。

马佳：《移植旅游：非法器官买卖暗流》，《北京科技报》2009 年 3 月 2 日第 25 版。

马林诺夫斯基：《原始社会的犯罪与习俗》，原江译，法律出版社 2007 年版。

马凌诺斯基：《西太平洋的航海者》，梁永佳、李绍明译，华夏出版社 2002 年版。

马庆久：《同种异体肝移植的围手术期处理》，《中国现代手术学杂志》2005 年第 2 期。

梅洛－庞蒂：《知觉现象学》，姜志辉译，商务印书馆 2005 年版。

莫斯：《礼物》，汲喆译，上海人民出版社 2002 年版。

莫斯：《人类学与社会学五讲》，林宗锦译，广西师范大学出版社 2008 年版。

欧阳洁：《肾脏移植、身体与文化》，中山大学人类学专业硕士学位论文，2007 年。

潘天舒、张乐天：《流行病瘟疫与集体生存意识：关于海宁地区应对禽流感威胁的文化人类学考察》，《社会》2007 年第 4 期。

彭蕴亮：《免疫抑制剂：垄断性"金矿"》，《医药经济报》2006 年 4 月 7 日第 4 版。

普里查德：《阿赞德人的巫术、神谕和魔法》，覃俐俐译，商务印书馆 2006 年版。

邱仁宗、翟晓梅：《生命伦理学概论》，中国协和医科大学出版社
　2003 年版。

萨林斯：《石器时代经济学》，张经纬、郑少雄、张帆译，生活·读
　书·新知三联书店 2009 年版。

桑塔格：《疾病的隐喻》，程薇译，上海译文出版社 2003 年版。

沈中阳、郑虹、侯建存：《美国器官移植相关系统简介》，《中华器官
　移植杂志》2006 年第 11 期。

世界卫生组织：《世界卫生组织人体细胞，组织和器官移植指导原则
　（草案）》，2008 年。

斯宾诺莎：《笛卡尔哲学原理》，王荫庭、洪汉鼎译，商务印书馆
　1997 年版。

斯特拉桑：《身体思想》，王业伟、赵国新译，春风文艺出版社 1999
　年版。

宋儒亮：《脑死亡与器官移植：关联、争议与立法》，法律出版社
　2008 年版。

宋儒亮、邓绍林、李幼平：《脑死亡和器官移植问题解决需要立法直
　接介入》，《中国循证医学杂志》2007 年第 11 期。

汤浅泰雄：《灵肉探微：神秘的东方身心观》，马超等编译，中国友
　谊出版公司 1990 年版。

唐莉等：《论人体器官有偿捐赠的可行性及伦理学问题》，《中华医学
　杂志》2005 年第 4 期。

唐媛：《器官移植的伦理研究》，中南大学生命伦理学专业博士学位
　论文，2008 年。

陶伟：《神仙与鬼神》，兰州大学历史学专业硕士学位论文，2007 年。

特纳（Turner, B. S.）：《身体与社会》，马海良、赵国新译，春风文
　艺出版社 2000 年版。

特纳（Turner, V）：《象征之林》，赵玉燕、欧阳敏、徐洪峰译，商
　务印书馆 2006 年版。

田凯：《组织外形化：非协调约束下的组织运作——一个研究中国慈
　善组织和政府关系的理论框架》，《社会学研究》2004 年第 4 期。

图姆斯：《病患的意义》，邱鸿钟等译，青岛出版社 2000 年版。

涂尔干：《宗教生活的基本形式》，渠东、汲喆译，上海世纪出版集团 2010 年版。

涂尔干、莫斯：《原始分类》，汲喆译，上海人民出版社 2000 年版。

涂炯、程瑜：《食管癌患者的疾病解释：理解、合法化与意义追寻》，《思想战线》2016 年第 3 期。

汪民安、陈永国：《后身体：文化、权力和生命政治学》，吉林人民出版社 2011 年版。

王太庆：《笛卡尔生平及其哲学》，载笛卡尔《谈谈方法》，王太庆译，商务印书馆 2005 年版。

王祥慧：《2012 年美国移植大会热点概述》，《中华移植杂志》（电子版）2012 年第 2 期。

吴飞：《浮生取义：对华北某县自杀现象的文化解读》，中国人民大学出版社 2009 年版。

西佩－休斯、罗克：《心性的身体：医学人类学未来的研究引论》，罗文宏、黄剑波、张有春译，《思想战线》2010 年第 6 期。

希林：《身体与社会理论》，李康译，北京大学出版社 2010 年版。

希林：《文化、技术与社会中的身体》，李康译，北京大学出版社 2011 年版。

夏建中：《文化人类学理论流派》，中国人民大学出版社 1997 年版。

夏穗生、于立新、夏求明：《器官移植学》，上海科学技术出版社 2009 年版。

徐复观：《心的文化》，《中国思想史论集》，台湾学生书局 1975 年版。

徐义强：《近三十年中国医学人类学研究的回顾与反思》，《思想战线》2011 年第 3 期。

徐宗良：《略论中国传统死亡观》，《中国医学伦理学》1995 年第 6 期。

阎云翔：《礼物的流动》，李放春等译，上海人民出版社 2000 年版。

杨儒宾：《中国古代思想中的气论及身体观》，巨流图书公司 1993 年版。

尹志科：《器官捐献动机的质性研究》，中南大学护理学专业硕士学位论文，2012 年。

余成普：《生命的赠予：中国血液捐赠的个案研究》，清华大学社会学专业博士学位论文，2009 年。

余成普：《单位团体献血的运作过程与机制：个案研究》，《社会》2010 年（a）第 2 期。

余成普：《生命的礼物：读蒂特马斯〈礼物关系：从人血到社会政策〉》，《社会学研究》2010 年（b）第 1 期。

余成普：《器官移植病人的后移植生活，一项身体研究》，《开放时代》2011 年第 11 期。

余成普：《器官捐赠的文化敏感性与中国实践》，《中山大学学报》（社会科学版）2014 年（a）第 1 期。

余成普、袁栩、李鹏：《生命的礼物：器官捐赠中的身体让渡、分配与回馈》，《社会学研究》2014 年（b）第 3 期。

余成普：《地方生物学：概念缘起与理论意涵》，《民族研究》2016 年第 6 期。

袁钟、图娅、彭泽邦：《中医辞海》（上册），中国医药科技出版社1999 年版。

翟晓梅：《死亡的尊严》，首都师范大学出版社 2002 年版。

翟晓梅、邱仁宗：《生命伦理学导论》，清华大学出版社 2005 年版。

张实：《医学人类学：理论与实践》，知识产权出版社 2013 年版。

张小军：《人类学研究的文化范式："波粒二象性"视野中的文化与社会》，《中国农业大学学报》（社会科学版）2012 年第 2 期。

张雅音等：《器官捐赠劝募成功经验之探讨》，《重症医学杂志》2010 年第 2 期。

张永平等：《我国器官移植的现状与伦理学思考》，《中国医学伦理学》2002 年第 5 期。

张有春：《医学人类学的社会文化视角》，《民族研究》2009 年（a）第 2 期。

张有春：《医学人类学的生物文化视角》，《中央民族大学学报》（哲学社会科学版）2009 年（b）第 2 期。

张元芳、王翔：《21 世纪中国器官移植的发展与思考》，《上海医学》

2004 年第 11 期。

郑丹丹：《身体的社会形塑与性别象征》，《社会学研究》2007 年第
2 期。

郑震：《论身体》，《社会学研究》2003 年第 1 期。

郑震：《身体：当代西方社会理论的新视角》，《社会学研究》2009 年
第 6 期。

钟会亮：《自愿捐赠移植器官知情同意权问题的探讨》，《中国医院管
理》2011 年第 12 期。

周大鸣：《人类学视野中的文化冲突及其消解方式》，《民族研究》
2002 年第 4 期。

周大鸣：《应用人类学与中国实践》，《中山大学学报》（社会科学版）
2004 年第 6 期。

周大鸣、段颖：《公共人类学：21 世纪人类学发展的新趋势》，《民族
研究》2012 年第 3 期。

周如南：《歧视的地方逻辑》，《开放时代》2015 年第 4 期。

周与沉：《身体：思想与修行》，中国社会科学出版社 2005 年版。

朱健刚：《行动的力量》，商务印书馆 2008 年版。

庄孔韶：《中国艾滋病防治研究和人类学整体论原则实践》，（香港）
《二十一世纪》2006 年 12 月号。

庄孔韶：《现代医院临终关怀实践过程的文化检视》，《社会科学》
2007 年第 9 期。

Alden, D. L & A. H. S. Cheung. 2000, "Organ Donation and Culture". *Journal of Applied Social Psychology* 30（2）.

Appadurai, A.（ed.）1986, *The Social Life of Things：Commodities in Cultural Perspective*. Cambridge, UK：Cambridge University Press.

Ben-David, O. B. 2005, *Organ Donation and Transplantation：Body Organs as an Exchangeable Social-Culture Resource*. Greenwood Publishing Group.

Biggins, S. W. et al. 2009, "Transplant Tourism to China：the Impact on Domestic Patient-care Decisions". *Clinic Transplant* 23.

Bolt, S. 2012, "Dead Bodies Matter: Gift Giving and the Unveiling of Body Donor Monuments in the Netherlands". *Medical Anthropology Quarterly* 26 (4).

Bowman, K. W. 2003, "Culture, Brain Death, and Transplantation". *Progress in Transplantation* 13 (3).

Budiani, D. 2007, "Facilitating Organ Transplants in Egypt: An Analysis of Doctors' Discourse". *Body and Society* 13 (3).

Budiani-Saberi, D. A & F. L. Delmonico. 2008, "Organ Trafficking and Transplant Tourism: A Commentary on the Global Realities". *American Journal of Transplantation* 8.

Casper, M. J. & B. A. Koenig. 1996, "Reconfiguring Nature and Culture: Intersections of Medical Anthropology and Technoscience Studies". *Medical Anthropology Quarterly* 10 (4).

Cassell, E. J. 1993, "The Sorcerer's Broom: Medicine's Rampant Technology". *Hastings Center Report* 23 (6).

Conesa, C. et al. 2003, "Psychosocial Profile in Favor of Organ Donation". *Transplantation Proceedings* 35 (4).

Crowley, M. 1999, "Culture, Class and Bodily Meaning: An Ethnographic Study of Organ Transplantation in Mexico". *Social Science Research Council Grant Proposal* 11.

Daar, A. S & P. Marshall. 1998, "Culture and Psychology in Organ Transplantation". *World Health Forum* 19.

Douglas, M. 1970, *Natural Symbols.* Barrie & Rockliff.

Elster, J. 1990, "Selfishness and Altruism". In *Beyond Self-interest*, edited by J. J. Mansbridge. University of Chicago Press.

Evans, R. W. 2008, "Ethnocentrism Is an Unacceptable Rationale for Health Care Policy: A Critique of Transplant Tourism Position Statements". *American Journal of Transplantation* 8.

Firth, R. 1959. *Economics of the Zealand Maori.* Wellington, New Zealand: Government Printer.

Frank, A. W. 1990, "Bringing Bodies Back in: A Decade Review". *Theo-*

ry, *Culture & Society* 7.

Geertz, C. 1957, "Ritual and Social Change: A Javanese Example". *American Anthropologist* 59 (1).

Haddow, G. 2005, "The Phenomenology of Death, Embodiment and Organ Transplantation". *Sociology of Health and Illness* 27 (1).

Hamdy, S. F. 2012, *Our Bodies Belong to God: Organ Transplants, Islam, and the Struggle for Human Dignity in Egypt.* University of California Press.

Harrison, T. 1999, "Globalization and the Trade in Human Body Parts". *Canadian Review of Sociology/Revue Canadienne de Sociologie* 36 (1).

Healy, K. 2001, *Exchange in Blood and Organs.* A Dissertation of Princeton University.

Healy, K. 2000, "Embedded Altruism: Blood Collection Regimes and the European Union's Donor Population". *American Journal of Sociology* 105 (6).

Healy, K. 2004, "Altruism as an Organizational Problem: The Case of Organ Procurement". *American Sociological Review* 69.

Healy, K. 2006, *Last Best Gifts: Altruism and the Market for Human Blood and Organs.* University of Chicago Press.

Hogle, L. F. 1996, "Transforming 'Body Parts' into Therapeutic Tools: A Report from Germany". *Medical Anthropology Quarterly* 10 (4).

Hyde M. K. & K. M. White. 2009, "Disclosing Donation Decisions: the Role of Organ Donor Prototypes in an Extended Theory of Planned Behavior". *Health Education Research* 24 (6).

Ikels, C. 1997, "Ethical Issues in Organ Procurement in Chinese Societies". *The China Journal* 38.

Ikels, C. 2012, "The Evolution of Bioethics in China: the Case of Organ Transplantation". *Harvard Asia Quarterly* 14 (4).

Ikels, C. 2013, "The Anthropology of Organ Transplantation". *The Annual Review of Anthropology* 42.

Jansen, N. E. et al. 2010, "Organ Dontion Performance in the Netherlands

2005 – 08; Medical Record Review in 64 Hospitals". *Nephrol Dial Transplant* 25.

Joralemon, D. 1995, "Organ Wars: The Battle for Body Parts". *Medical Anthropology Quarterly* 9 (3).

Joralemon, D. 2001, "Shifting Ethics: Debating the Incentive Question in Organ Transplantation". *Journal of Medical Ethics* 27 (1).

Kaufman, S. R. & L. M. Morgan. 2005, "The Anthropology of the Beginnings and Ends of Life". *The Annual Review of Anthropology* 34.

Kleinman, A. 1980, *Patients and Healers in the Context of Culture*. University of California Press.

Kleinman, A. 1995, *Writing at the Margin*. University of California Press.

Levi-Strauss, C. 1969, T*he Elementary Structures of Kinship*. Trans. J. H. Bell and J. R. von Sturmer. Boston: Beacon Press.

Lock, M. & Vinh-Kim Nguyen. 2010, *An Anthropology of Biomedicine*. Wiley-Blackwell.

Lock, M. 1993, "Cultivating the Body: Anthropology and Epistemologies of Bodily Practice and Knowledge". *The Annual Review of Anthropology* 22.

Lock, M. 1995, "Transcending Mortality: Organ Transplants and the Practice of Contradictions". *Medical Anthropology Quarterly* 9 (3).

Lock, M. 1996, "Death in Technological Time: Locating the End of Meaningful Life". *Medical Anthropology Quarterly* 10 (4).

Lock, M. 1999, "Culture Aspects of Organ Donation and Transplantation". *Transplantation Proceedings* 31.

Lock, M. 2002, *The Twice Dead: Organ Transplants and the Reinvention of Death*. University of California Press.

Lock, M. 2013, *The Alzheimer Conundrum*. Princeton University Press.

Lwin, M. O. et al. 2002, "Social Marketing Initiatives: National Kidney Foundation's Organ Donation Programs In Singapore". *Journal of Public Policy and Marketing* 21 (1).

Marshall, P. A. 1992, "Anthropology and Bioethics". *Medical Anthropology Quarterly* 6 (1).

May, T. et al. 2000, "Patients, Families, and Organ Donation: Who Should Decide?" *The Milbank Quarterly* 78 (2).

Moniruzzaman, M. 2012, "Living Cadavers in Bangladesh: Bioviolencein the Human Organ Bazaar". *Medical Anthropology Quarterly* 26 (1).

Ohnuki-Tierney, E. 1994, "Brain Death and Organ Transplantation: Cultural Bases of Medical Technology". *Current Anthropology* 35 (3).

Papagaroufali, E. 1999, "Donation of Human Organs or Bodies after Death: A Cultural Phenomenology of 'Flesh' in the Greek". *Ethos* 27 (3).

Perkins, K. A. 1987, "The Shortage of Cadaver Donor Organs for Transplantation: Can Psychology Help?" *American Psychologist* 42 (10).

Price, D. 2000, *Legal and Ethical Aspects of organ transplantation*, Cambridge University Press.

Price, D. 2006, *Organ and Tissue Transplantation*. London: Ashgate Publishing Limited.

Prottas, J. 1983, "Encouraging Altruism: Public Attitudes and the Marketing of Organ Donation". *The Milbank Memorial Fund Quarterly, Health and Society* 61 (2).

Prottas, J. 1989, "The Organization of Organ Procurement". *Journal of Health Politics, Policy and Law* (14).

Radecki, C. M & J. Jaccard. 1997, "Psychological Aspects of Organ Donation: A Critical Review and Synthesis of Individual and Next-of-Kin Donation Decisions". *Health Psychology* 16 (2).

Roberts, R. D. & M. J. Wolkoff. 1988, "Improving the Quality of Whole-blood Supply: Limits to Voluntary Arrangements". *Journal of Health Politics, Policy and Law* 13 (1).

Scheper-Hughes, N. & M. Lock. 1987, "The Mindful Body: A Prolegomenon to Future Work in Medical Anthropology". *Medical Anthropology Quarterly* 1 (1).

Scheper-Hughes, N. 1996, "Theft of Life: The Globalization of Organ Stealing Rumors". *Anthropology Today* 12 (3).

Scheper-Hughes, N. 1998a, "Truth and Rumor on the Organ Trail". *Nature History* 107（Oct.）.

Scheper-Hughes, N. 1998b, "Neo-Cannibalism: A Report on the International Traffic in Human Organs". *New Internationalist* 4.

Scheper-Hughes, N. 2000, "The Global Traffic in Human Organs". *Current Anthropology* 41（2）.

Scheper-Hughes, N. 2007, "The Tyranny of the Gift: Sacrificial Violence in Living Donor Transplants". *American Journal of Transplantation* 7（3）.

Shafer, T. J. et al. 2006, "Organ Donation Breakthrough Collaborative: Increasing Organ Donation through System Redesign". *Critical Care Nurse* 26（2）.

Sharp, L. A. 1995, "Organ Transplantation as a Transformative Experience: Anthropological Insights into the Restructuring of the Self". *Medical Anthropology Quarterly* 9（3）.

Sharp, L. A. 2000, "The Commodification of the Body and Its Parts". *The Annual Review of Anthropology* 29.

Sharp, L. A. 2001, "Commodified Kin: Death, Mourning, and Competing Claims on the Bodies of Organ Donors in the United States". *American Anthropologist* 103（1）.

Shimazono, Y. 2007, "The State of the International Organ Trade: A Provisional Picture Based on Integration of Available Information". *Bulletin of the World Health Organization* 85（12）.

Siminoff, L. A. et al. 2001, "Factors Influencing Families' Consent for Donation of Solid Organs for Transplantation". *The Journal of the American Medical Association* 286（1）.

Steiner, P. 2003, "Gifts of Blood and Organs: The Market and 'Fictitious' Commodities". *Revue Francaise de Sociologie*. Supplement: An Annual English Selection 44.

Stickel, D. L. 1967, "Organ Transplantation in Medical and Legal Perspectives". *Law and Contemporary Problem* 32（4）.

Taylor，J. S. 2005，*Stakes and Kidneys*. London：Ashgate Publishing Limited.

Titmuss，R. M. 1970，*The Gift Relationship：From Human Blood to Social Policy*. New York：A Division of Random House.

Weiner，A. B. 1992，*Inalienable Possessions：the Paradox of Keeping-While Giving*. University of California Press.

Wilkinson，I. & A. Kleinman，2016，*A Passion for Society*. University of California Press.

Zelizer，V. 1994，*The Social Meaning of Money*. New York：Basic Books.

后　记

坦白讲，以器官移植为主题开展研究是面临挑战的。无论在研究对象，还是在研究方法上，它和传统人类学的旨趣都存在差距。身体的体验、死亡的认知、生命的感悟，通过被访者的故事，已经部分地展现在了读者的面前。我的目的不是要否定移植技术本身，而是反思这项技术在中国的处境及其带来的社会文化后果。

这份研究，是在我的博士后出站报告《器官移植病人的后移植生活：一项身体研究》（2011）基础上，加入了对器官捐赠和器官买卖的考察，也是对我博士学位论文有关血液捐赠研究的延伸。回顾这项研究，依然还有一些方法和资料的缺憾。

在医院做调查，参与到被访者日常生活中去相当困难，这些"流动的"研究对象往往只能在你面前出现一次。相对于乡村的调查更多的是依靠长期多次的参与和观察，对移植病人和捐赠者家属的研究，则主要是短期的一次性访谈。我们"倾听"他们的故事，观察他们与医护人员的互动，却很难进入他们的"村落"、深入他们的日常生活中去观察更多的细节。

就器官移植而言，调查的许可与资料的分析同等重要。我的这份研究，在机缘巧合下更多针对的是肝脏移植者，而缺少其他类型（如心脏、肾脏）的移植者。如果能对不同类型的移植者，甚至对不同信仰的移植者进行比较，可能又有新的发现。就捐赠而言，我虽然分析了活体捐赠的买卖问题，但对那些亲属间的活体捐赠，却没有获得实在的资料，于是亲属间捐赠的决策和压力、回礼的负担等可能的话题都无法深入探讨。在器官买卖上，调查的难度我已在正文中说明，对它的分析，实在能引发身体层面的诸多反思和批判。这些资料的欠缺我至今犹感遗憾和不安。在移植领域"经营"的这几年，我已经逐渐认识更多的"守门人"，相信这份研究只是一个阶段的总结，而非终结。

回顾整个研究，太多的人需要感谢。调查进入和研究对象的获得，对这个稍显敏感的主题来说，是至关重要的。我得首先感谢准许我进入调查现场的 S 医院的 Y 医生，J 医院的 H 医生、L 医生、小 M，所有接受我访谈的移植病人及家属、捐赠者家属、医生和护士、器官协调员，以及为我提供帮助的器官移植相关机构的各位朋友。考虑到我的研究可能会给他们带来不必要的麻烦，我隐去了他们的真实姓名，但我很清楚，没有他们的帮助，整个研究无从开展。

我要感谢两位导师的栽培。景军教授最先鼓励我对血液捐赠开展研究，进而继续支持我在器官捐赠上的探索。他的博学、睿智、敏锐、宽容，激发了我的学术斗志。周大鸣教授是我博士后期间的指导老师，他一直对我倍加关照。周老师渊博的学识、严谨的治学态度让我受益匪浅，给予我诸多的锻炼机会，也让我成长许多。景老师是第一位社会学专业的"长江学者"特聘教授，周老师是第一位人类学专业的"长江学者"特聘教授。他们都在各自的领域作出了卓越的贡献。身为他们的学生，我备感荣耀，也备感压力。

张应强、麻国庆、李若建、凌莉等几位教授为我的博士后出站报告提供了诸多的修改建议。拙著能够顺利出版，离不开朱健刚教授的大力举荐，以及慷慨地将其纳入他主编的丛书系列。因我在哈佛亚洲中心访学，与出版社沟通的工作都交给了周如南副教授。出版社田文老师的认真校对、耐心编辑避免了拙作一些不必要的误解。几年来，学院各位老师一直关心我的学术成长，中山大学医学人文团队不断地给我动力和支持，我对各位师友的感谢难以言表。

在哈佛访学期间，有幸与凯博文（Arthur Kleinman）、古德夫妇（Byron J. Good & Mary-Jo DelVecchio Good）、罗克（Margaret Lock）、艾秀慈（Charlotte Ikels）等教授面对面交流我的研究，他们的建议和提供的最新文献让我豁然开朗，也使我不得不再一次修改书稿。

许多学者在阅读我的论文或书稿初稿时提出了宝贵意见。为此，我要特别感谢潘天舒教授。他不仅在我撰写和发表论文时给予鼓舞，提供文献支持，并在不同场合推介我的研究。我要感谢黄树民教授、庄英章教授、庄孔韶教授、梁其姿教授、张小军教授、刘志伟教授、吴重庆教授、刘德辉教授、詹梅教授、贺雅琳（Eleanor Holroyd）教授、邵京教授、秦红增教授、陈斌教授、谷中原教授、李斌教授、郁建立教授、陈刚教授、林晓珊教授、刘绍华博士、吴易叡博士、张有春博士、张天舒博士、吕鹏博士、苏春艳博士、韩俊红博士、余晓燕博士、朱剑峰博士、刘明博士、欧阳洁博士，等等，与他们的每一次交流，都让我感到了学术的分量和学者的担当。

拙著部分章节的减缩版已经在《社会学研究》《中山大学学报》《思想战线》《开放时代》《中国社会科学》（内部文稿）等刊物发表。感谢这些权威的期刊录用拙文，并给我提出了相当多的修改意见，这让我备受鼓舞，也相当受益。国家社科基金和中国博士后科学基金对本项研究提供了资助，没有这些基金的支持，我的研究就会难以为继。中山大学人类学系的袁栩、薛腾、姜媛嫄、林雨阳、邱燕琳等同学参与了部分个案的调查，感谢他们的辛勤付出。

最后我要感谢我的家人，你们永远是我最坚实的后盾。

余成普

2016 年 7 月 3 日